リハビリスタッフ・支援者のための

やさしくわかる
高次脳機能障害

症状・原因・評価・リハビリテーションと
支援の方法

財団法人 日産厚生会 玉川病院
リハビリテーションセンターセンター長
和田義明 [著]

イラスト
柴本 礼

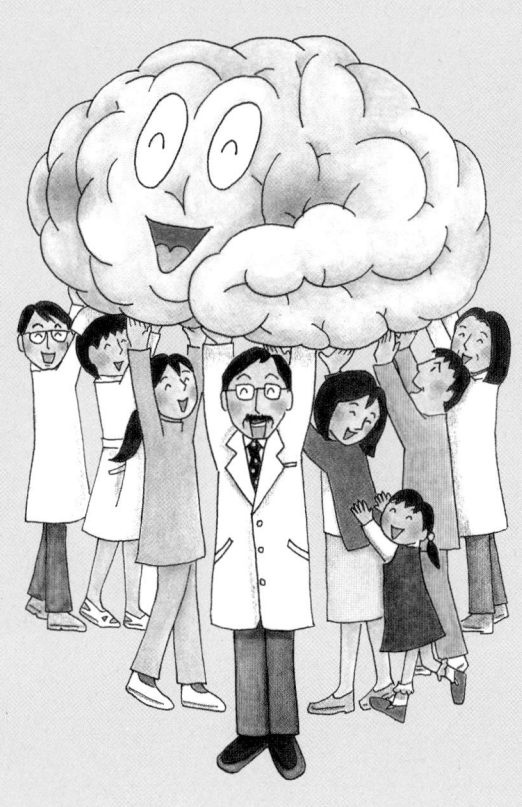

秀和システム

●注意
(1) 本書は著者が独自に調査した結果を出版したものです。
(2) 本書は内容について万全を期して作成いたしましたが、万一、ご不審な点や誤り、記載漏れなどお気付きの点がありましたら、出版元まで書面にてご連絡ください。
(3) 本書の内容に関して運用した結果の影響については、上記 (2) 項にかかわらず責任を負いかねます。あらかじめご了承ください。
(4) 本書の全部または一部について、出版元から文書による承諾を得ずに複製することは禁じられています。
(5) 商標
本書に記載されている会社名、商品名などは一般に各社の商標または登録商標です。

はじめに

　高次脳機能障害は、決してまれではない病態です。むしろ脳卒中や外傷性脳損傷で長期にリハビリを必要とする人には、何らかの高次脳機能障害があると考えたほうがよいくらいです。しかし、昔は理解が少なく、サボリではないかと不当な扱いを受けた方も多かったと思います。理解が進んだと言っても、まだまだ、パッと見ただけではわからないこの病態は、医療機関でもちゃんと診断されていない場合もあります。

　私は神経内科の医師となって間もない頃、麻痺が目立たない左半側空間無視の患者さんを診察し、図形描画をしていただいたときに、一体どうなっているのだろうと大変不思議に思いました。一生懸命、お手本を見ながら描いているにも関わらず、見事に左側を見落とし、描くことができないのです。その後も純粋失読や、地誌的障害などを診るにつけ、その不思議さは増すばかりでした。

　その後、主として対象とする疾患は筋萎縮性硬化症、筋疾患、認知症、脱髄疾患などと勤務先の変化で変わってきました。縁あって当院リハビリテーションセンターで長年、脳卒中の患者さんを中心に担当医としてリハビリに携わる中、2000人以上のたくさんの患者さんに直接接し、臨床を通じさらにいろいろなことを教えていただきました。そのような経験を踏まえ、今回私なりに高次脳機能について理解しやすい解説を試みてみました。高次脳機能障害を支援し、回復を助ける方々の参考になれば幸いです。

　この本を執筆するにあたり、学生時代に脳について興味を持つきっかけを作っていただき、その後もご指導いただいた萬年甫先生、神経内科をご教授くださった塚越廣先生、古川哲雄先生、脳の神経病理の見方などを教えていただいた松下正明先生、認知症の症状や接し方を教えていただいた竹中星郎先生、いつも陰で支えてくださる水澤英洋先生、高次脳機能障害の優れた治療者で、同時に支援者である当リハビリテーションセンターの前任センター長の長谷川幹先生、イラストを書いてくださった柴本礼さん、そしていつも私を支えてくれるリハビリテーション科のスタッフ、看護師一同と妻八重子に、この場を借りて感謝いたします。

2012年3月　著者

リハビリスタッフ・支援者のための
やさしくわかる
高次脳機能障害
症状・原因・評価・リハビリテーションと支援の方法

目　次

はじめに iii

Chapter 1　高次脳機能障害の基礎知識 1
- **1-1**　高次脳機能障害とは 2
- **1-2**　高次脳機能障害を引き起こす疾患 4
- **1-3**　認知症、せん妄、うつ病との関連 5
- **1-4**　リハビリテーションの必要性 8

Chapter 2　高次脳機能障害の症状と診断 11
- **2-1**　代表的な症状と障害の関連性 12
- **2-2**　診察・診断の方法 14
- **2-3**　どのような検査を行うか 16
- **2-4**　脳の障害部位と症状の関係 18

Chapter 3　失語症 21
- **3-1**　失語症とは 22
- **3-2**　失語症の分類ととらえ方 24
- **3-3**　失語症での主な症状 26
- **3-4**　失語症の検査と評価 31
- **3-5**　代表的な失語症と病巣部位 33
- **3-6**　失語症のリハビリテーションと支援 40

Chapter 4　失行 43
- **4-1**　失行とは 44

- 4-2 失行の概念と病巣 ... 46
- 4-3 失行の検査と評価 ... 50
- 4-4 失行のリハビリテーションと支援 ... 51

Chapter 5 失認 ... 53
- 5-1 失認とは ... 54
- 5-2 失認の検査と評価 ... 59
- 5-3 失認のリハビリテーションと支援 ... 60

Chapter 6 知能障害 ... 61
- 6-1 知能・知能障害とは ... 62
- 6-2 知能の評価 ... 64
- 6-3 知能障害と認知症へのリハビリテーションと支援 ... 69

Chapter 7 注意障害 ... 71
- 7-1 注意障害とは ... 72
- 7-2 注意障害の機序と病巣 ... 74
- 7-3 注意障害の検査と評価 ... 75
- 7-4 注意障害のリハビリテーションと支援 ... 78

Chapter 8 半側空間無視（方向性注意障害） ... 81
- 8-1 半側空間無視とは ... 82
- 8-2 半側空間無視の機序と病巣 ... 83
- 8-3 半側空間無視の検査と評価 ... 86
- 8-4 半側空間無視のリハビリテーションと支援 ... 88

Chapter 9 記憶障害 ... 91
- 9-1 記憶とその種類 ... 92
- 9-2 記憶障害とは ... 93
- 9-3 記憶の回路 ... 94
- 9-4 記憶障害の検査と評価 ... 97
- 9-5 記憶障害のリハビリテーションと支援 ... 101

Chapter 10 遂行機能障害　前頭葉症状 ... 103

- **10-1** 遂行機能障害　前頭葉症状とは ... 104
- **10-2** 前頭前野の機能とその障害 ... 106
- **10-3** 遂行機能障害以外の前頭葉障害に伴う症状 ... 109
- **10-4** 遂行機能障害・前頭葉障害の検査と評価 ... 111
- **10-5** 遂行機能障害・前頭葉障害のリハビリテーションと支援 ... 115

Chapter 11 感情と行動の障害 ... 117

- **11-1** 感情と行動の障害とは ... 118
- **11-2** 感情と行動の障害の病巣 ... 121
- **11-3** 感情と行動の障害のリハビリテーションと支援 ... 123

Chapter 12 患者・家族への支援とアプローチ ... 125

- **12-1** 高次脳機能障害への支援・アプローチ ... 126
- **12-2** 患者に対する家族や支援者の接し方 ... 128
- **12-3** 就労・復職 ... 129

Chapter 13 画像で見る高次脳機能障害と関連ある部位 ... 131

- **13-1** CT、MRIによる脳画像の観察・部位同定 ... 132
- **13-2** 高次脳機能障害での脳画像の症例集 ... 140

引用／参考文献 ... 160
和文索引 ... 163
英文索引 ... 167

chapter 1

高次脳機能障害の基礎知識

　人は目や耳などから周りにあるものの情報を脳に取り込み、それを処理し、話をしたり、考えたり、手足を動かしたりします。脳が損傷を受けると、脳の中での処理がうまくできなくなって、話せなくなったり、周りのことがわからなくなったり、道具が使えなくなったり、今までできていたことがうまくできなくなったりすることがあります。これらは高次脳機能障害と呼ばれます。

　高次脳機能障害はどのような原因でなるのでしょうか。認知症などとの違いは何でしょうか。リハビリテーションは必要なのでしょうか。

1-1 高次脳機能障害とは

事故や病気で脳を損傷した結果起こる、認知機能の障害を高次脳機能障害と呼びます。外見からはわかりづらく、本人にも自覚がないことがあります。

■普通にしていたことができなくなる

交通事故や脳卒中のために脳に傷を負ったとき、運動麻痺という、うまく体が動かせなくなる症状や、手のふるえなどの不随意運動など、他人が見てわかる症状を招くことは多くあります。しかし、脳は決して手足などを動かすだけの司令塔ではありません。

事故や病気の後に前と違う、思ったように喋れない、他人の言っていることが理解できない、すぐ忘れてしまう、気が散ってしまう、集中できないなどの症状が出現することがあります。軽度の場合は「まあ、事故や病気のせいで少し変なのだろう。そのうちよくなるはず」と軽く思われがちですが、症状が続く場合も少なくありません。

このような、外見からはわからない、その人が普通に今までできていたことがうまくできなくなってしまうことが高次脳機能障害です。

■高次脳機能障害とは、いろいろな情報の処理過程の障害

高次脳機能といっても決して特別な難しいことができなくなるわけではありません。そしてその症状は言語から、空間認識、記憶、感情面など多岐にわたります。

高次脳機能という言葉は、現在日本では一般的な用語として使われていますが、欧米では「神経心理学的機能」とか「認知機能」といった言葉が使われます。日本では認知症という言葉が普及してしまい、今となってはこのような言葉の使用はかえって混乱を招きます。ちなみに用語として低次脳機能という言葉はありません。

脳はいろいろな機能を担っていますが、大きく分けると外界からの情報の取り入れと分析、過去の情報との比較、重要性の重みづけ、未来の予測、外界への反応として言語や運動のプログラムの構成、実行、修正などを行います。視覚など単純な外界からの情報の取り入れや、運動の指令の筋肉への経路伝達は、脳の機能としては、より下位に属します。**いろいろな情報の処理過程の障害が、高次脳機能障害**ということです。

一般には脳損傷直後に症状は一番重く、徐々に改善はしますが、ある所から回復が難しくなってしまいます。姿かたちは同じでも、少し様子が違ってしまっていることに、家族や周りの人は戸惑うことも多いのですが、ご本人はその変化に無頓着なことも多く、トラブルの元となります。

■外見からはわかりづらい障害

高次脳機能障害は決してまれな状態ではありませんが、一見しただけではわかりづらく、本人の自覚も乏しいことが多く、ちょっとした会話をするだけでは気づかないこともあります。また、少し変に思っても、脳の病気だから多少の混乱はあるがそのうちよくなるだろうという、家族や医療者側の勝手な判断も多くあります。

脳への受傷、あるいは脳卒中などを発病して入院後は、命を救うため、症状を悪化させない

ための治療が第一に行われます。手術が無事終わり、点滴治療も終了、これ以上処置する必要はありません、となって急性期病院での治療は終了となります。

しかし、その後、集中できず仕事ができない、すぐ忘れて思い出せないといった状況が起こる場合もあります。それにも関わらず、「ここでの治療は終了です」と言われると、家族は困ってしまうわけです。その後に通院しても、「けいれんを予防しましょう」「血圧の薬が必要です」などということは確かに大切なのですが、物事の解決にはなりません。なんだか変なので、精神科あるいはリハビリ科にということになります。

このように、急性期には脳外科や神経内科の医師が、急性期から回復期・維持期にはリハビリ科や精神科の医師が患者に対応することになります。それぞれの分野の専門家ではありますが、残念ながら皆が高次脳機能の専門家というわけではありません。もちろん精神科・神経内科・脳外科の中にも高次脳機能障害に詳しい医師はたくさんいます。しかし、最近は脳損傷や脳卒中後の患者さんはリハビリテーション病院に転院することが多く、そのような患者さんを診るのはリハビリ科医師が多いようです。

また、障害者福祉センターや地域作業所などのスタッフも高次脳機能障害を持つ方と長く接することが多いため、医師でなくてもこのような状況に詳しい方がいます。

高次脳機能障害の理解が進む前は、交通事故後の典型的な例でも、保険会社などでは単なるやる気のなさであるとかサボりではないかという偏見が多くありましたが、かなり理解・改善が進んできています。

高次脳機能障害の定義

定義としては下表のようになっているのですが、現実には検査で脳の器質的病変という脳の傷跡の確認が難しい例もあります。

いわゆる画像診断として使われるCT、MRIは現在の医療の機器としては最高のものですが、すべての病巣が発見できるわけではありません。特に交通事故などによる軽度のびまん性軸索損傷では、超急性期にはかろうじて病巣がわかる程度であり、時間が経つと画像所見が消えてしまい、わからなくなるものもあります。

急性期にMRIが撮れれば病巣が見つかることも多いと思われますが、一般にはCTしか撮られておらず、はっきりしないときも少なくありません。そのため、事故などによる後遺症なのかどうかでもめることも少なくありません。

また、元来高次脳機能障害という言葉は、失語症、失行、失認、記憶障害などの神経心理学的障害のみを指していましたが、近年では、感情と行動の障害も含めて高次脳機能障害と規定されています。

高次脳機能障害の定義

I．主要症状など	1. 脳の器質的病変の原因となる事故による受傷や、疾病の発症の事実が確認されている。 2. 現在日常生活または社会生活に制約があり、その主たる原因が記憶障害、遂行機能障害、社会的行動障害などの認知障害である。
II．検査所見	MRI、CT、脳波などにより認知障害の原因と考えられる脳の器質的病変が確認されているか、あるいは診断書により脳の器質的病変が存在したと確認できる。
III．除外項目	1. 脳の器質的病変に基づく認知障害のうち身体障害として認定可能である症状を有するが、上記I-2の主要症状を欠くもの 2. 受傷または発症以前から有する症状と検査所見は除外 3. 先天性疾患、周産期脳損傷、発達障害、進行性疾患は除外

1₂ 高次脳機能障害を引き起こす疾患

高次脳機能障害は脳の損傷により、もたらされます。脳が損傷する主な原因は、脳卒中と事故などによる脳の外傷です。

■ 原因となる疾患 No.1 は脳卒中

原因として一番多いのは**脳卒中**です。脳卒中は突然に脳の血管に関連した病気が起こり、脳に損傷を生じます。

脳卒中は血管が詰まってしまう**脳梗塞**、細動脈が破綻して血液が血管外に出る**脳出血**、動脈瘤などが破れて脳の表面を中心に出血を生じる**くも膜下出血**に分かれます。

次に多いのが**外傷性脳損傷**です。外傷性脳損傷は交通事故や転倒、転落により脳の実質に挫滅や裂け目を生じるなどして**脳挫傷**を生じたり、頭蓋骨骨折に伴い脳を包んでいる硬膜の外に血が溜まってしまう**急性硬膜外血腫**のために脳が圧迫されたり、脳への回転や、ねじれの力により神経細胞のネットワークを形成する軸索が壊れたりする軸索損傷などのため症状を出します。

このほか、窒息や心肺停止が長かったときなどに脳の神経が障害を受ける低酸素性脳症や、多くはありませんが、脳炎や脳腫瘍でも高次脳機能障害を呈する場合があります。

また、脳の神経が普通よりも早くなくなっていく変性疾患の前頭側頭葉変性症や、大脳皮質基底核変性症などでは、初期には特定の高次脳機能障害のみが目立つ場合があります。

高次脳機能障害を生じる疾患

- 脳卒中（脳梗塞・脳出血・くも膜下出血）
- 外傷性脳損傷（脳挫傷・急性硬膜外血腫・軸索損傷）
- 低酸素性脳症
- 変性疾患（前頭側頭葉変性症・大脳皮質基底核変性症など）
- （まれに）脳腫瘍

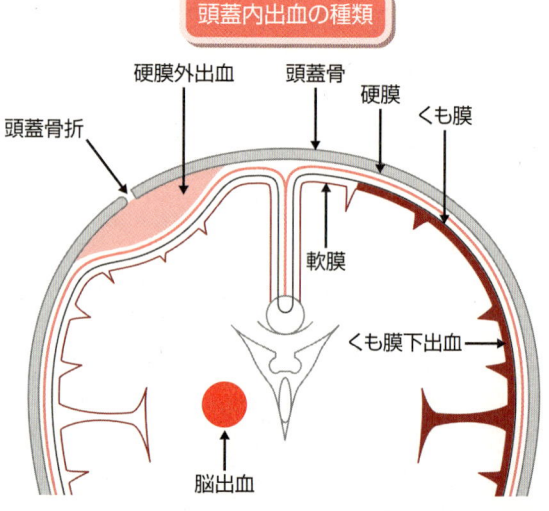

頭蓋内出血の種類

1-3 認知症、せん妄、うつ病との関連

高次脳機能障害とよく似た症状を現すものに、認知症、せん妄、うつ病があります。ここでは、それらの違いや関連を解説します。

■認知症との違い

認知症は、後天的に認知機能の低下をきたすという点では、高次脳機能障害と似ていますが、高次脳機能障害では障害を受けてからよくなる部分があるのに対し、認知症では一般的に徐々に進行し、最終的には全般的な低下を示します。

認知症は、以前からの定義では記憶障害がその中核症状としてあることが必要でしたが、前頭側頭型認知症などでは、初期には記憶障害が目立たず、高次脳機能の障害が前景に立つものもあります。このような観点から、最近は認知症でも必ずしも記憶障害が中核症状でなくてもよいという考え方もあり、認知症と高次脳機能障害との定義の区別は難しくなっています。

認知症の原因としては、健忘を中心に始まり徐々に認知機能が低下して日常生活に支障をきたす**アルツハイマー病**と、脳梗塞などを繰り返すうちに麻痺などに加え認知機能が低下してくる**脳血管性認知症**がその代表です。このほか、手のふるえなどのパーキンソンの症状や幻覚が目立ったりする**レビー小体型認知症**や、言葉の意味理解が障害されたり、行動面での特異さ・異常が目立ちやすい**前頭側頭型認知症**などがあります。

認知症は非可逆的で、記憶、注意、実行機能、言語、空間認知が複合的に障害され、基本的には進行性であり、従来の日常・社会生活が営めなくなった状態を指します。

しかし、認知症の中には正常圧水頭症という、手術により改善する可能性のある病態や、投薬での改善が見込まれる甲状腺ホルモン、ビタミンの低下によるものもあり、鑑別診断が重要です。

脳卒中では、最初は失語という高次脳機能障害だけであった方が、再発などで多発性の病巣となり、その他の健忘や遂行機能障害が加わって、脳血管性認知症となる場合もあります。

このように認知症への移行はあり得ますが、脳卒中によるものは、新しい病巣が出現しない限りは進行性ではありません。

これに対しアルツハイマー病は変性疾患という脳の神経細胞が徐々に壊れてなくなっていく進行性の病気であり、高次脳機能障害には含まれません。

ただしアルツハイマー病でも、初期に失語が目立つ例や、空間認知の悪さが目立つ例もあります。病初期には症状とその対応方法は同じ様に考えてよい場合も少なくありません。なお、脳性麻痺などの病態で認知面での低下がある場合は、周産期脳損傷であるため高次脳機能障害には含めません。

■せん妄との違い

老人などでは病気での手術・入院をきっかけに、主として一過性の意識の変容のために言動がおかしくなったり、そこにないものが見えたり、暴れたりする錯乱状態となることが少なからずあります。脳卒中や頭部外傷後でもしばしばこのような状態を経験しますが、どのような疾患でも起こり得ます。

このような状態は**せん妄**と呼ばれます。せん

妄は可逆的で、元に戻ることがほとんどで、高次脳機能障害とは別のものです。

せん妄は1日中続く場合もありますが、1日の中でも症状が変動すること、つまり波があるのが特徴です。あるときはまったくわけがわからない状態でも、別のときには比較的はっきりしていて受け答えが普通であったりします。

混乱は日中目立たなくても、夕方から夜間に出現することが多く、病院や施設などの夜勤の者を困らせます。このような状態は夜間せん妄と呼ばれます。昼とは別人になり、大声で騒いだりすることはよく経験しますが、そのことを家族に話しても昼の面会の状況からは、なかなか理解されないこともあります。

なぜせん妄になるかという機序は明らかとはなっていませんが、複数の神経伝達物質の異常や、異常なサイトカイン（細胞の情報伝達に関わるタンパク質）の生成などが重なって起きてくるとされています。

一般にストレスは、交感神経の緊張を上げ、副交感神経の緊張を下げる方向に向かい、コリン作動性の機能を障害することが、せん妄の一因となるとされています。高齢者ではコリン作動性神経系の機能低下が潜在的にあることが多く、コリン作動性伝達能力の低下に敏感であり、せん妄の危険性が増加するようです。

■ うつ病との関連

うつ病とは、誰しもが経験する憂うつという感情が慢性化し、ひどくなった状態です。「うつ」は授乳して子育てするほ乳類から認められる症状であり、常に接して愛着を持つ対象を失ったときや、社会的なつながりを失ったときに起きやすいとされます。

一般にうつ病とされるものは内因性うつ病であり、特に脳に損傷がないにも関わらず、機能的な問題として抑うつの症状を出すものです。モノアミン仮説という、セロトニンなどの神経伝達物質の減少が当初は想定されていましたが、最近はモノアミン受容体という伝達物質が作用する部位の問題であるという仮説が有力です。

しかし、まだまだ説明できない点も多く、うつ病の発症の原因は明らかとなっていません。このような病態には職場や学校、家庭などの環境要因などのストレスが関わることが少なくありませんが、特に誘因がなく発症する場合もあります。

うつ状態とは、気分が暗い、元気がない、やる気が出ない、眠れない、食欲がないなどの症状をきたした状態で、脳損傷の後でもこのような気分・感情障害を生じることがあります。**脳卒中患者では脳卒中後15～72%にうつ状態が出現すると報告されています。**

このうつ状態は、必ずしも麻痺などの機能障害とは関連しないとされ、脳卒中発症後3～6カ月が多く、いったん減少し、その後増加します。

こういった脳卒中でのうつ状態とCTでの病巣との関連の検討から、病巣が左半球では脳の前方、右半球では後方に近いほど、うつ症状が起こりやすいことが報告されています（Robinson ら）。別の報告などでも、左半球の病変では、前頭葉白質や基底核などの皮質と辺縁系のつながりの障害の関与が高いとされます。これは脳の病気そのものでうつ状態が引き起こされる可能性を示しており、脳卒中後のうつ状態が単なる障害などに対する反応性のものではないことと考えられます。

脳卒中後のうつ状態の改善は機能改善につながりますし、また逆に言えば脳の回復そのものがうつの改善につながります。

脳卒中後のうつでは、内因性のうつ病の場合より自責の念や悲壮感が少ないとはされますが、ときには抗うつ薬による治療が必要となります。通常のうつに対して行われる認知行動療法は、あまり効果がないようです。また、頭部

外傷でも急性期からの回復過程でうつ状態を示すこともあります。

　脳卒中でのうつ状態では、抑うつ気分そのものだけでなく、いわゆるやる気の低下を示す例が多いとされます。このような感情障害は高次脳機能障害として報告されるものと共通しています。

　たとえば、前頭葉損傷による感情面での平板化（表情が乏しく喜怒哀楽の感情が少なくなる）などや、自発性の低下、外からの働きかけがないと行動できなくなったりする症状は、先に述べられたうつ病と共通している点が多くあります。精神科領域では器質的精神病とされますが、表現する言葉が違うだけで、このような状態は高次脳機能障害そのものです。

高次脳機能障害と認知症

	原因	主な症状	経過
高次脳機能障害	突発的な事故や脳卒中など	失語、失行、記憶障害、注意障害、遂行機能障害など、重なりはあるが、新たに症状が加わっていくことはない	進行性ではない。経過、リハビリで改善が見込まれる部分も多い
認知症	変性疾患（アルツハイマー病など）、多発性脳梗塞、正常圧水頭症など時間的経過が必要	記憶障害を中心に、失語、失行、遂行機能障害などが加わって、重度化する	基本的には進行性に悪化する。（正常圧水頭症など治療可能なものも中にはある）

1-4 リハビリテーションの必要性

高次脳機能障害の改善にはリハビリテーションが不可欠です。リハビリテーションには医師、看護師、PT、OT、ST、SWらさまざまな専門職がチームを組んであたります。

■急性期のリハビリテーションが重要

高次脳機能障害は急性期から症状を把握し、その症状への対処とリハビリテーションが重要です。しかし、急性期には覚醒の低下に伴い、混乱や感情面での不安定さを伴うことも多く、なかなかリハビリテーションそのものの実施が困難な例も少なくありません。

このような場合には感情面のコントロールや投薬が必要となることもありますが、ここであきらめずにアプローチを続けていくことが重要です。リハビリテーションといっても単に低下した機能をアップさせるだけではなく、機能低下を補う対応をとり、社会生活日常生活を無理なく送れるようにしていくことも大事です。

高次脳機能障害では急性期から回復期だけでなく、維持期、在宅生活に至ってもリハビリテーションは必要です。このような障害は、仮に短期的に回復が思わしくなくても、長期的にゆっくりと改善の方向に向かうものです。

重度の例では、数年以上かかってようやく改善傾向を示すことも少なくありません。入院中のリハビリテーションが終わっても地域でのリハビリテーションや福祉や社会的な関わりを持っていくことが必要です。また、その障害を本人だけでなく、周囲の方が理解していくことが必要となります。

■リハビリテーションに関わるスタッフとその役割

通常の病気になったときには医師、看護師が主として関わります。高次脳機能障害、運動機能障害を伴い、リハビリテーションが必要な場合には、医師、看護師の他に、種々の専門家が集まって治療を行います。医師は診断・評価・予後予測と合併症の予防・治療とリハビリテーションの指示を行います。その指示の元で、看護師とリハビリテーションのスタッフが、それぞれの治療の主を務めます。

立ち上がりや移動など、主として下肢を中心としたリハビリテーションは理学療法士（PT）が、上肢機能の改善を中心として、日常生活の動作や、職業的な作業、そして高次脳機能障害の評価、治療（リハビリテーション）は作業療法士（OT）が、構音障害という音の歪みと、失語症という言語機能障害である高次脳機能障害と、うまく飲み込めなくなる嚥下障害のリハビリテーションは言語聴覚士（ST）が行います。いずれも国家資格が必要な職種です。

急性期・回復期の病院でのリハビリテーションは、以上のようなスタッフにソーシャルワーカー（SW）という、様々な制度の利用の仲介をしてくれる職種が加わり、チームを組んで相互に連携しながら、治療を進めていきます。

■退院後のサービスの利用

病院退院後は適応があれば**介護保険**を利用したサービスの導入を行います。介護保険は原則65歳以上の方が対象ですが、40～64歳でも**特定疾病**に該当すれば、サービスが受けられます。

1-4 リハビリテーションの必要性

特定疾病では脳血管疾患と初老期の認知症として、高次脳機能障害では該当する場合があります。残念ながら40～64歳で頭部外傷の後遺症では介護保険は対象となりません。これらの方や40歳以下の若い方は、**身体障害者手帳福祉制度**、**精神障害者保健福祉手帳制度**の利用や、**自立支援法**に基づくサービスの利用ができます。

リハビリテーションに関わるスタッフの役割

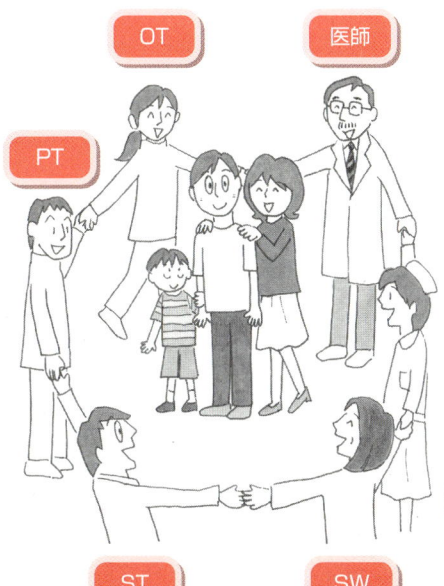

OT（作業療法士）：
日常生活動作、職業的な動作など生活活動全般にわたる評価とリハビリテーション

PT（理学療法士）：
運動機能の評価とリハビリテーション

ST（言語聴覚士）：
言語機能の評価とリハビリテーション、嚥下障害のリハビリテーション

医師：
診断、認知機能や運動機能の評価、予後予測、治療・リハビリテーションの計画・指示・効果判定

看護師：
病棟生活における援助・ケア、アセスメント

SW（ソーシャルワーカー）：
各種制度に関する情報提供・仲介、社会復帰に向けて職場やその他の施設などとの調整

Column 患者さんの対応にあたって注意すること

あくまでも対象は患者さんなのですが、本人の自覚が乏しく、自分では治療を必要としていないときもあります。よく病態の説明をするなどして、理解していただくことが大切です。画像を見せたり、簡単な検査で異常を指摘したり、手を変え品を変え、しつこく理解を図る必要があります。同じ説明を来るたびに繰り返すことも稀ではありません。自分がおかしいと思ってない人にあなたはおかしいというわけですから、中には当然話をすること自体も大変な場合もありますが、まずは本人が「少しは変なのかな」と気づくきっかけを与えることが重要なポイントと考えます。

そして、患者さんとご家族との間で信頼関係を築くことは基本です。症状を的確にとらえ対処方法を指導したり、一緒に考えたり、また、社会適応に向けての地域での包括的なリハビリテーションの導入を行っていくことが大切です。

患者さん・ご家族が求めることは多岐に及びます。診断や現状の評価、現疾患のフォローアップ、医学的管理・指導、リハビリテーション、福祉サービスの活用の仕方、就労・就学に向けての問題など、高次脳機能障害を生じた場合にはいろいろな問題の解決が必要となります。当面何をニーズとし希望されているかを把握し、状況に応じ対応していくわけですが、ときには本人だけでなくご家族にも障害の受容をしていただかなくてはいけない場合もあり、患者さんのみならず、ご家族との定期的な話し合いも重要となります。

また、高次脳機能障害は後遺症として残る部分はありますが、数年という経過でよくなる部分もあるということを理解いただき、ご家族に長期的なアプローチの大切さも知っていただかなくてはいけません。

1-4 リハビリテーションの必要性

Column 高次脳機能障害とLuriaと2000年

「高次脳機能障害」と聞いて、高次脳の機能障害、高次の脳機能障害、どこで区切るのかと悩まれる方があるかもしれませんが、「高次脳」という場所は存在しませんし、「脳機能の中の高次」とは曖昧な表現です。

単純に、見えている物や、聞こえている音が何であるかわかる、などということより複雑なことをしているという意味合いでしょうが、物や音が何であるかわかるということは、実は立派な高次脳機能です。

高次脳機能の語源は、有名な旧ソビエトのAlexander Luriaという神経心理学者の著書『Higher Cortical Function in Man』(1966)に由来しています。Higherを「高次」、Cortical (大脳皮質)を「脳」と訳したものとされています(鎌倉、山崎)。当初はこの言葉は、失語、失行、失認という症状のみを指していたのですが、その後、注意障害、記憶障害など他の脳の機能の障害も指し示されるようになりました。本文中でも述べたように、この表現は日本独自のものです。

Luriaはルリヤ、あるいはルリアと呼ばれますが、帝政ロシアの時代に医師の息子として生まれ、当初は心理学者として、精神発達に関する分野に関わっていました。しかし、思想が問題となる当時の時代背景から、医師となり、第二次世界大戦中には脳損傷のリハビリに携わりました。このような経歴を基に、心理学的知見と医学的知見とを合わせ、脳の機能を解明する神経心理学(neuropsychology)を作り上げました。

彼は特に失語症や子供での言語の精神発達に関係する役割などの研究で有名ですが、そのほか、失行、前頭葉の障害による保続などに関する研究など多数の功績を残しました。

リハビリテーションの分野では、1963年に彼の『Restoration of Function After Brain Injury (脳損傷後の機能再建)』という著書が英語版になり、脳の機能回復が注目されるようになりました。彼は、脳の回復において脱抑制、反対側の大脳半球への機能の移転、機能の再組織化といった機序を考えました。

その後、高次脳機能障害のリハビリテーションは普及し、よりよい社会復帰を目指し、今ではリハビリを行わないのはおかしいという時代になっています。

日本では、今でこそ高次脳機能障害という言葉がなんとなく当たり前に使われていますが、ほんの少し前までは決してそうではありませんでした。

日本では、ルリアの死後22年が経過した平成11年(1999年)に、東京都で高次脳機能実態調査が実施され、平成12年(2000年)に高次脳機能障害に関する理解のなさや無知から来る補償での不備の問題が社会で提起されました。そして、平成13年(2001年)1月1日からは、交通外傷などで適用される自賠責保険での高次脳機能障害の後遺症認定を、専門医で構成する自賠責保険審査会・高次脳機能障害専門部会で検討し、審査が行われるようになりました。要するに、それ以前は専門家でない者が勝手に判断していた部分があるわけです。

このように日本では、2000年を境に、保険業務という側面から、一般社会にも高次脳機能の理解が進むことになりました。しかし、この保険の領域では、まだ今でも、高次脳機能障害はもめるケースが決して少なくはありません。それだけ、一見してはわからない、見た目で判断できない障害であるということなのです。

chapter 2

高次脳機能障害の症状と診断

　高次脳機能障害には、どのような症状の種類があるのでしょうか。また、高次脳機能障害が疑われたときには、どんなことに気をつけて診断していくのでしょうか。診断に必要な特別な検査にはどのようなものがあるのでしょうか。

2-1 代表的な症状と障害の関連性

代表的な症状としては、以下のようなものがあります。症状は必ずしも1つだけではなく、それぞれにアクセントを示しながら、いろいろと同時に認められることも多くあります。

■失語症

大脳の病変で、話す、聞く、読む、書くことなどの言語機能に障害を生じ話し方がぎこちなくなったり、ものの名前が出てこなかったり、聞き誤ったりしてコミュニケーションが困難となります。同時に読み書きも障害されます（筆談は困難）。認知症とは違います。

■失行

ある動作や行為について指示された内容はわかっていますが、やろうとしても簡単な運動を間違ってやってしまったり、道具をうまく使えなかったりします。

■失認

見たり、聞いたり、触ったりというそれぞれの感覚での認知がうまくできなくなったり、顔や風景といった認識・区別ができなくなったり、体の認識がうまくできなくなったりします。中には、病気になったこと自体の認識ができなくなる場合もあります。

■注意障害

注意の集中、選択、持続などの障害を生じ、1つのことに集中できなかったり、同時に物事をこなせなかったり、他のことに行動を切り替えられなかったりします。

■半側空間無視

片側の刺激に気づかない、または反応しない状態です。右大脳の障害で反対側の左側の認知障害を生じ重症化することが多いです。

■遂行機能障害

計画が立てられない、課題や仕事を正しい方法で続けられない、実行できても仕上がりに無頓着であるなど、以前と違い日常生活での行動がうまくできなくなります。しかしこのような場合でも、いわゆる知能検査では特に異常を示さないことも、しばしば経験します。

■記憶障害

すぐに言われたことを忘れてしまう。過去の記憶の順番が混乱してしまう。重度の場合には、本当は違うことをあたかも本当にあったことのように話してしまう**作話**となってしまうこともあります。

■行動と感情の障害

以前と違い怒りっぽくなったり、泣きやすくなったり、感情面で不安定になります。ときには**脱抑制**といって、じっとしていられない、ちょっとしたことで切れる、怒り出す、暴力をふるうなどの問題行動となることもあります。

また逆に周囲への反応が乏しくなり、**無為**という状態になることもあります。子供っぽくなったり、周囲に依存的になったりする場合もあります。

2-1 代表的な症状と障害の関連性

■高次脳機能障害の関連性

　高次脳機能の中で失語症、失行、失認はそれぞれ言語機能としての入力系・出力系、行為の出力系、外界情報の入力系の高次での処理に関係しています。

　また記憶障害は過去の情報利用・新規情報の入力・蓄積の異常です。

　遂行機能障害・注意障害は関連性が高く、同時に存在しやすい症状です。これらに記憶障害、感情と行動の障害、高次運動障害のどれか、あるいは全部が併存した複合状態として前頭葉障害が形成されます。

　また、半側空間無視は方向性注意障害とも解釈され、よく注意障害（全般性注意障害）と同時に存在しています。

高次脳機能障害の症状の関連

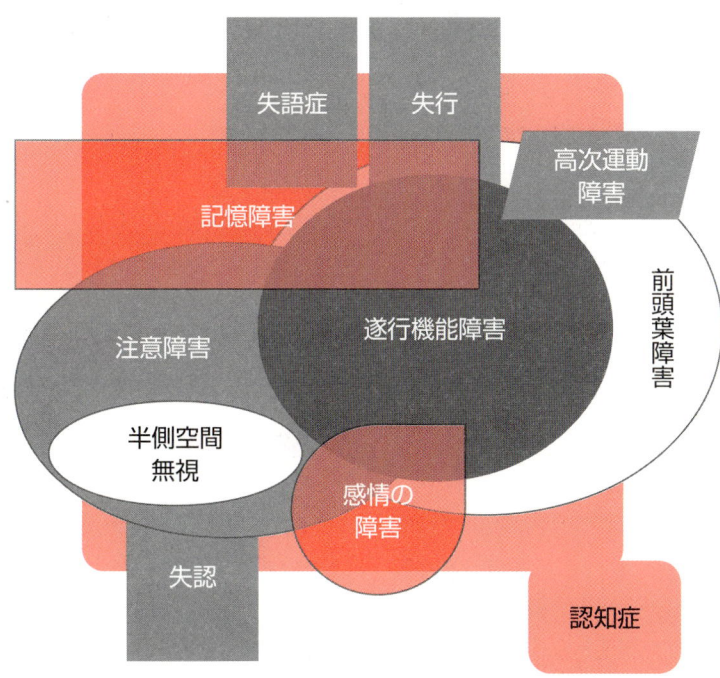

様々な高次脳機能障害は、ある程度オーバーラップして存在します。特に前頭葉症状と呼ばれるものには、遂行機能障害を中心に他の症状が含まれています。これらの症状が合わさり、不可逆的になったときには、認知症と診断されることもあります。

2-2 診察・診断の方法

専門家の医師による診察が最終的には必要ですが、その際に特に周囲で生活を共にする方（家族、医療・福祉スタッフ）の意見も重要です。

■診察に家族などが同席する意義

本人には自覚が乏しいことが多いのと、また医療機関への受診の際などは緊張・集中のせいか普段と違って意外にうまくできたりしてしまうことも多々あり、必ず、生活をともにするなどで、実際の状況を知っている方の同席での診察が必要です。記憶障害の強い場合などは、本人だけでは何が本当のことかわからないときもあります。

また感情・行動面での障害も、診察室では猫をかぶったような状態でよくわからず、家の中だけで強く出ている場合も多くありますし、逆に家人からはもともとこういう性格だと片づけられていても、社会的に見るとおかしいのではと思う場合もあります。いずれにしろ、ご家族などには、初回のみならず、できるだけ診察などに同席していただくことで、現状の病状がより鮮明となります。

■診察の流れとポイント

診察はスクリーニング的に行っていきますが、まずは本人に病気あるいは事故などの後に困っていることはないかを聞きます。ここで「忘れっぽくなった」とか話す場合は比較的問題はなく、それに沿って話を進め、症状に応じ検査を進めていきます。

問題は「特に困ることはない」と言われる患者さんです。このような患者さんでは往々にして軽くない高次脳機能障害を呈しています。自分の病気をどの程度理解しているかを知る上でも、病歴や、病気に関しての理解を本人に確かめ、記憶や、見当識、病識をチェックします。

診察では、利き手の確認は必須です。右利きであれば、ほとんどの人は言語機能のある優位半球は左です。

まず顔を見て、患者さんがどこを見ているかを見ます。視線が合わず、表情がない場合は脳の全般的機能低下を生じていることが多く、遂行機能障害、注意障害あるいはその前の覚醒そのものの障害を考えます。視線を向けず右側ばかり見ているときは左半側空間無視を疑います。

話をして、声が非常に小さく囁き声のときには前頭葉の損傷を意味し、遂行機能障害などの合併が疑われます。また構音障害で明らかにろれつが回らないときは、脳の左右の多発性病変を意味します。

会話がうまくできず、症状や病歴の説明で言葉に詰まったり適切でない言葉を使ったりするときは、失語症を疑います。逆にずっと多弁で話し続けたり、関係ないことまで話をしたりする場合は、注意障害を疑います。

日常生活動作で歯磨きができない、うまく食事ができず手づかみで食べるなどの症状からは失行を疑います。

一般的な神経学的診察は必須です。これに加え、簡単な高次脳機能の検査として、日付などの見当識検査、簡単な記憶検査や、数唱を行います。このほか、いくつかの物品（フォーク、はさみ、ホッチキスなど）の名前を言ってもらい、それを持って使ってもらいます。指できつ

ねの形から変化させ、チョキの形にして何の形であるか尋ねます。また、後出しじゃんけんや把握反射の確認、描画なども症状によって行います。

高次脳機能障害の診断には画像診断は重要で、**MRI、CT画像**は必須です。これらで明らかでないときにはSPECT、PETといった機能画像も役に立ちます。診察や画像所見などから疑われる症状には、それぞれに応じ、詳しい標準化された検査を実施し、現状を評価します。

診察のポイント

まず確認すること

- 困っていることはあるか？ どんなことに困っているか？

患者さんの外見やしゃべり方などからわかること

● どこを見ているか？

視線が合わず、表情がない
⇒脳の機能低下が全般的に生じており、遂行機能障害、注意障害、覚醒そのものの障害が疑われる

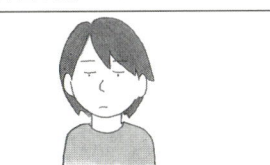

視線を向けず右側ばかり見ている
⇒半側空間無視が疑われる

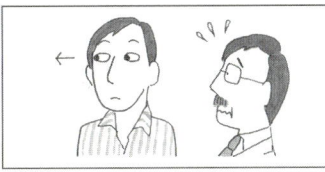

● 声、発音、しゃべり方は？

声が非常に小さく囁き声
⇒前頭葉の損傷を意味する

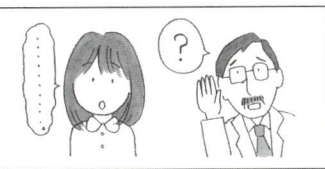

ろれつが回らない
⇒脳の左右の多発性病変を意味する

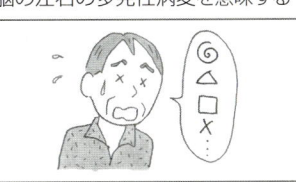

言葉に詰まったり、適切な言葉遣いができない
⇒失語症の疑い

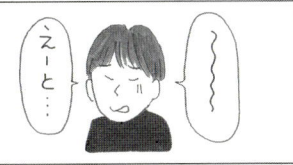

多弁、無関係な話をし続ける
⇒注意障害の疑い

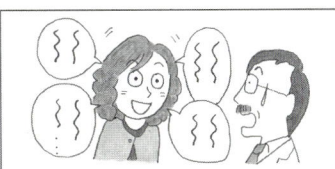

2-3 どのような検査を行うか

それぞれの症状をあぶり出すためと、障害の程度の把握のために検査を行います。評価のためのこれらの検査のやり方と評価は標準化されており、どこの施設でも基本的には同じ内容を行いますので、施設を移動しても比較することは可能です。

■知能検査

　高次脳機能を評価する際には、知能検査も総合的知的能力を評価するために行われます。簡易なものとしては**長谷川式簡易知能評価スケール改訂版(HDS-R)**と**MMSE (Mini-Mental State Examination)**があります。

　言語機能を使わないものとしては、**レーブン(Raven)色彩マトリックス検査(RCPM)、コース(Kohs)立方体組み合わせ検査**などが用いられます。複雑なものでは成人では**WAIS-R(ウェクスラー成人知能検査改訂版)**(対象年齢16～74歳)、**WAIS-Ⅲ**(対象年齢16～89歳)があります。

■失語症に関する検査

　失語症が疑われると**標準失語症検査(SLTA)**や**ウェスタン総合失語症検査(Western Aphasia Battery；WAB)**が行われます。このほか**実用コミュニケーション能力検査**も利用されます。

■半側空間無視に関する検査

　半側空間無視が疑われると**線分二等分検査、アルバートの線分抹消検査**が簡易法として用いられます。このほか図形模写として花の絵がよく用いられます。国際的な定量的検査としては、**行動性無視検査(Behavioral Inattention Test；BIT)**が用いられます。

■注意障害に関する検査

　注意障害転換性障害にはTrail Making Testが用いられます。Part A、Part Bがあります。このほか視覚性検査では**数字抹消検査、D-CAT注意機能スクリーニング検査**が用いられたり、聴覚性検査では**等速打叩検査**や**PASAT (Paced Auditory Serial Addition Task)**という足し算を続けさせる課題や、逆に100からの連続減算が用いられたりもします。

　ペーシング障害の評価は、**書字検査や図形のトレース検査**が行われます。総合的な評価としては**CAT (Clinical Assessment for Attention)(標準注意検査法)**が行われます。

■遂行機能障害、前頭葉障害に関する検査

　遂行機能障害が疑われると**遂行機能障害症候群の行動評価(Behavioral Assessment of Dysexecutive Syndrome；BADS)**が用いられます。このほか遂行機能障害の基盤である前頭葉の機能評価には**Wisconsin Card Sorting Test (WCST)、Frontal Assessment Battery (FAB)、Modified Stroop Test**などがあります。このほか、先の注意障害の検査も、前頭葉機能評価として行われます。

■記憶障害に関する検査

　記憶障害が疑われると、言語性記憶と視覚性記憶の2つの側面につき検査が行われます。

代表的なものとしては、言語性では**三宅式記銘力検査**という対語を覚える検査が、視覚性では**レイ(・オスターリース)(Rey-Osterrieth)の複雑図形**の模写と再生検査があります。

総合的な検査としては**ウェクスラー(Wechsler)記憶検査改訂版(WMS-R)**、**日本版リバーミード(Rivermead)行動記憶検査(RBMT)**があります。

■失行、失認に関する検査

失行が疑われると、**ウェスタン総合失語症検査**の一部である「行為」の部分や、**標準高次動作検査**が評価目的に用いられます。

失認に関しては、簡易的には **Ghent の重ね絵**による検査などが使用され、より詳しい検査としては**標準高次視知覚検査(VPTA)**があります。

このように様々な検査が行われ、症状の程度を評価したり分析したりするわけですが、これらはあくまでもテストです。別に点数をつけなければ、高次脳機能障害と診断できないわけではありません。

点数をつけることでの評価は比較的理解しやすく、標準化しやすいため、このようなテストが行われます。これらの検査は、あくまでも能力障害をより際立たせるために工夫され、作られており、正常とされる一群との違いが出るように検査として設定されているわけです。これまでに紹介したテストの項目の中で、日常生活でそのまま出てくるものは、計算問題などを除けばほとんどありません。

改善の経過を知るためには確かに点数での評価は役に立ちますし、どういう点に改善が見られているかの把握もできます。これらをもとに社会生活への復帰を進めていくのですが、もちろん人間の生活は点数だけで評価できるものではありません。

検査上大きな改善が見られなくても、いろいろな工夫や適応をしていくことで、日常生活能力が改善していく方は多く見られます。テストはあくまでも1つの側面を見るものとして考え、点数のみに振り回されず、その人全体をとらえ、改善している点を把握することも必要です。

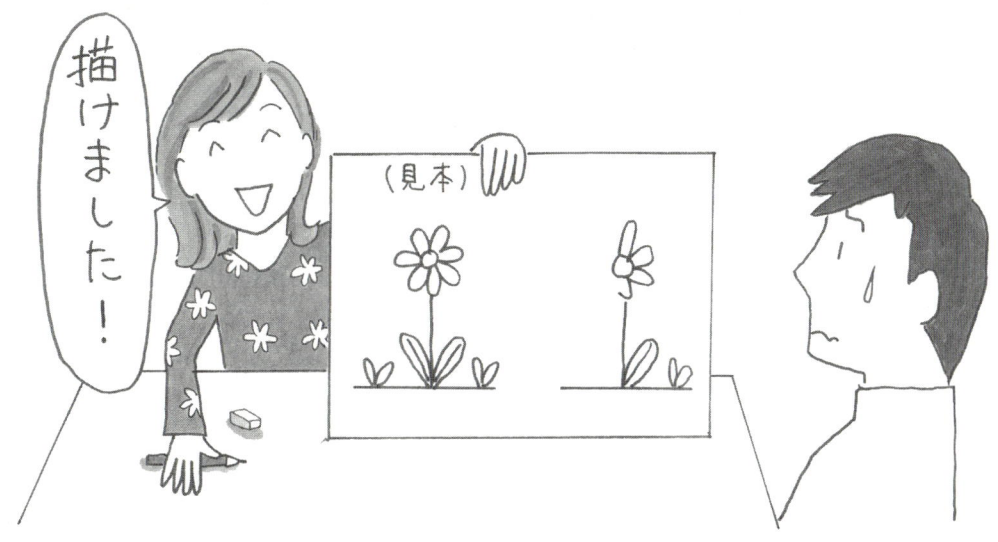

半側空間無視の図形模写

2.4 脳の障害部位と症状の関係

脳はどこも大切なのですが、比較的症状と関係している場所があります。それは多かれ少なかれ、その場所がそれぞれの機能のセンターとして働いているためです。

■高次脳機能にはネットワークが大切

以前は、「神経細胞の本体があり、層構造をなしている大脳皮質の特定の場所にだけ特定の機能がある」という考えもありましたが、高次脳機能には皮質だけでなく、それらを結ぶ**白質**という線維連絡によるネットワークが大切であることは言うまでもありません。ただ、特定の高次脳機能と関連がある部位があることも事実です。

以下、簡単に部位と高次脳機能の関連を提示し、大まかな分布を図示します。

高次脳機能と脳の部位の関連

障害部位	症状
前頭葉の外側前頭前野(背外側、腹外側)、内側前頭前野(上内側)、底部前頭前野(腹内側)、帯状回、前頭極などの障害	遂行機能障害、失語症、感情と行動の障害
前頭葉の中前頭回、Broca野、中心前回下部、側頭葉のWernicke野、横側頭回(横回)、後下部、頭頂葉の縁上回、角回、それらを連絡する弓状束の障害	失語症や失読・失書
背側運動前野、縁上回近傍(頭頂間溝近傍)などの障害	失行
頭頂間溝、下頭頂小葉などの頭頂側頭後頭接合部や中・下前頭回の障害	半側空間無視
両側後頭葉などの障害	視覚失認
視床や海馬などの辺縁系を結ぶ記憶の回路の障害	記憶障害

高次脳機能と関連する部位

遂行機能障害・前頭葉障害、失行と関係する部位

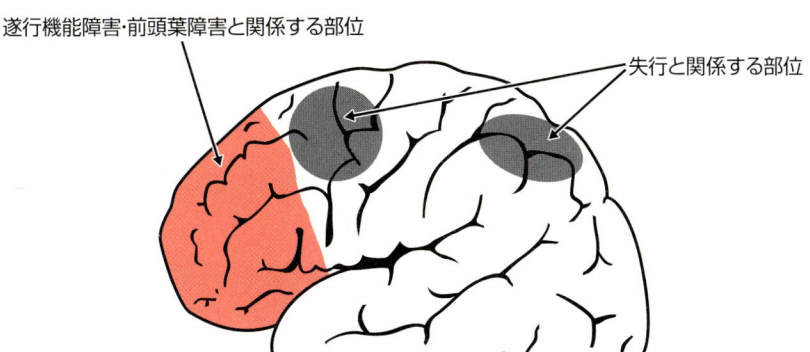

失語症と関係する部位

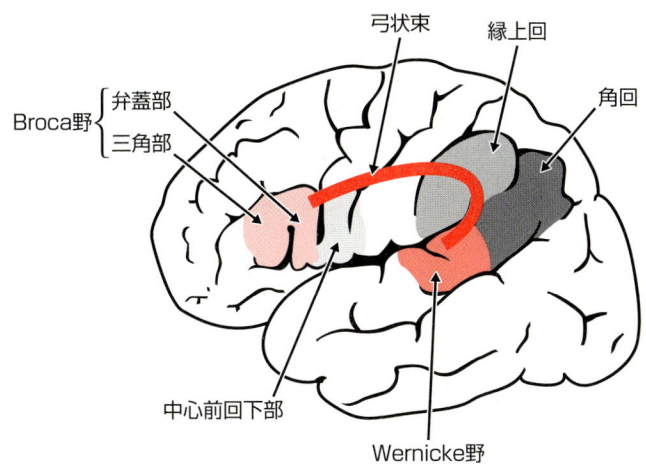

半側空間無視と関係する部位

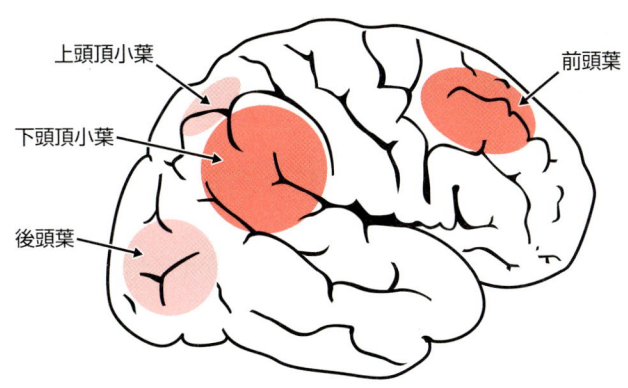

Column　脳の図と実際の脳について—Brodmann（ブロードマン）の脳地図

　脳の表面から見た肉眼の図は、よく解剖の本に載っています。どういうわけかいくつかの教科書でも縁上回や角回は比較的小さく書かれていることが多く、通常私たちが実際に見る脳とは違っています。実際の脳を側面から見ると、これらの場所は結構大きな部位を占めています。

　今でも、脳の場所の領域を示すのにブロードマンの脳地図がよく使われます。約100年前に細胞構築で分けられたブロードマンのこの区分はかなり正確であり、機能区分として現在も用いられているのは興味深いことです。この地図は神経を染色し、組織構造の違いで区分したものです。

　ブロードマンの図では先の縁上回は40野、角回は39野とされていますが、この図は全体を見やすくするためか、脳の上部が少し引き伸ばされた感じに描かれています。

　これを基にした図でCTやMRIの脳の断面を考えると、角回、縁上回、弓状束はかなり下のほうにこぢんまりとあるように感じますが、決してそうではありません。脳では比較的広い範囲が言語に関わっていますし、角回や縁上回といった部位の機能の大切さを考えると、比較的大きな構造であることは理解できます。

　なお、ブロードマンは1909年（40歳）でこの有名な図を発表したのち、49歳という若さでインフルエンザ様の症状から敗血症となり亡くなっています。かの有名なクレッペリンもその死を嘆いたとのことです。

　また、彼は原猿（キツネザルなど）の脳の細胞構築に関する学位論文を書くのですが、なぜか当時のベルリン大学はこれを不採用としてしまっています。いつの世も、見識ある人だけがちゃんとした役職についているわけではないようです。

　彼はいろいろな動物の脳を52の領域に区分けしました。あまり知られてはいませんが、実は彼の図は2種類あるそうです。最初の1909年の図では、ヒトでは12、13、14、15、16と48、49、50、51、52は抜り番です。その後に1910年、1914年に多少異なる図を発表しており、その図には12、52を付け加え、13-16は島回と注釈があるそうです。この12の領域は前頭側頭葉変成症や情動との関連で注目されています（河村ら）。ヒトでは後者の図でも48-51は完全な抜け番ですが、他の動物では割り付けられています。

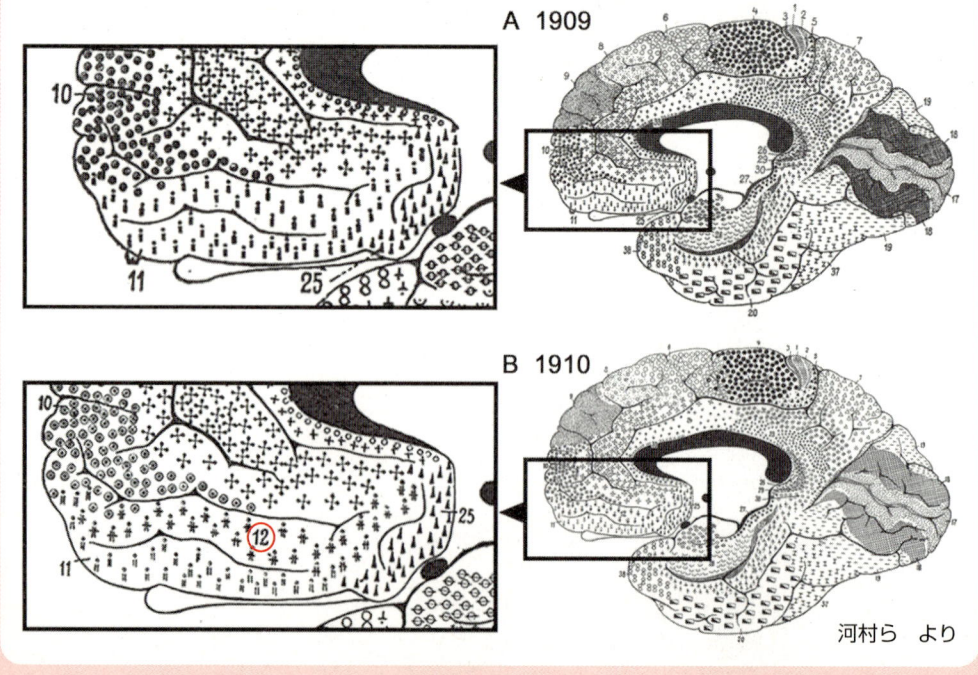

河村ら　より

chapter 3

失語症

　私たちはしゃべったり、聞いたり、読んだり、書いたりして他の人と意思疎通をはかります。この言語機能の障害で周りとうまくコミュニケーションがとれなくなったことを、失語症といいます。

　脳の中で言葉に関係するところはどこにあり、どんな機能を持っているのでしょうか。失語症は1つではなく、いろいろなタイプがありますが、どのような違いがあるのでしょうか。そしてどのような検査やリハビリテーションが行われるのでしょうか。

3-1 失語症とは

人間は言葉を扱うことで他者との関わりの大部分を行います。失語症はその人の社会的能力を大きく損なうことになります。

■失語症とは

この障害は、普段使っていた言葉がうまく使えず、理解も損なわれる言語機能の障害で、コミュニケーションが障害されます。リハビリテーション科では多く経験します。

■日常生活・診療場面などでの症状

失語症では、言いたい言葉が出てこなくてつまったり、逆によくしゃべれても変な言葉が出てきたりします。また、こちらの話が理解できなかったり、とんちんかんな答えをしたりします。このようなことは、字を書くとき、文章を読むときにも起きます。しかし、失語症といっても結構しゃべれる方もあり、うまく会話ができない重症者ばかりをイメージしていると、見過ごしてしまう場合もあります。

■失語症の診察

診察ではこちらの言葉がわかるかどうかから始まります。名前を聞き、今困っていることなどを聞きます。また、簡単な動作の指示として、開口、挙手などをお願いします。言葉が出なくても相づち、表情などである程度、その患者さんが理解できているかどうかはわかります。コミュニケーションは言葉だけではありません。

ただし、しばしばよくわかっていなくてもうなずいたり、わかったような顔をすることが多いので時にはわざと間違った質問をしてどれくらいわかっているか確認したり、反対のことを聞いたりしてみることも必要です。

相手の話す言葉に**アナルトリー**（P.27）という発音や言葉の流れのおかしさや、**錯語**（P.27）という言葉の誤り、また言いたい言葉がなかなか出てこない**喚語困難**（P.26）があるかどうかをチェックします。

言葉の誤りがある場合は、それがまったく違ったものの名前になる**語性錯語**であるのか、正しい音から少しずれた**音韻性錯語**であるのか、聞いたこともない新しい言葉に変化して**新造語**となっているのか、そして新造語ばかりの会話で**ジャルゴン**という状態になっているのかどうかを確かめます。そしてそういった間違いを自分で修正しようとしているかどうかをチェックします。

言葉がなかなか出ない場合は、言葉の最初の文字を提示して正しい言葉が出てくるかを確かめます。さらに言葉を繰り返させ復唱をチェックします。単語から始め、文章を試します。

このような診察を通じての全体の会話の流れの中から**流暢・非流暢**の区別を考えます。

さらに字や文章が読めるか、そしてその意味が理解できるかをチェックします。文字は漢字と仮名それぞれにつき評価をします。

日本人では、漢字と仮名の理解では違った部位が関与しているとされます。右手が不自由なためうまく字を書くことができない場合も多いのですが、できる範囲で書いてもらい、文字を通じての言語能力を評価します。

また、言語機能そのものではありませんが、計算など数字を扱う能力もチェックします。

失語症の場面

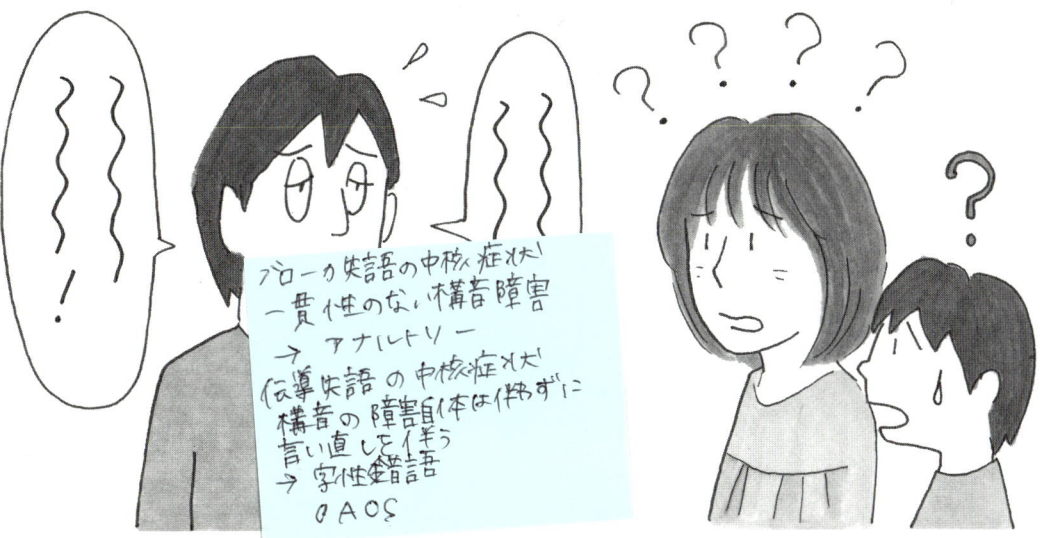

📝MEMO

錯語

自分では正しい言葉をしゃべったり書いたりしているつもりでも、違う言葉になっている状態です。語性錯語といってまったく違うものの名前になったり、音韻性錯語といって、音の入れ違いによる間違いを起こし、正しい言葉に似ていながら違う言葉に変わったりします（ものほし→もほのし）。

新造語

錯語で、現実にはない言葉になり、その言葉が繰り返し使用される場合があります。このような新しい言葉を新造語と呼びます。新造語は、先の音韻性錯語の音の入れ違いと、語性錯語の言葉の取り違えが混じってできると思われます。

- ●新造語の例（歪んだ意味性かつ音韻性錯語）
  机→ちふ（椅子 ISU → TIFU）

ジャルゴン（ジャーゴン）

軽度の失語症では、正しい言葉が出てこなくても、「えーと　そこにあるそれは<u>メマネ</u>とえんぴつです（そこにあるのはめがねとえんぴつです）」など、正しい言葉がある部分出てきます。しかし、失語症の症状として重く、まったく言葉として何だかわからない音の羅列となる部分が多い状態をジャルゴンといいます。

<ジャルゴンの分類>
- ●正しい言葉の出現の程度から
  - ・未分化ジャルゴン
  - ・無意味ジャルゴン
  - ・錯語性ジャルゴン
- ●出てくる言葉の内容から
  - ・音韻性ジャルゴン：「それは、<u>メマネ</u>と<u>エンピイ</u>です」などのようにそれ、あれ、です、などは言えるもの物の名前や動詞などが正しい言葉から変化しているもの
  - ・新造語ジャルゴン：「それは、<u>そりのマンリイ</u>と<u>カンペラ</u>でします」などまったく違う言葉が羅列されるもの
  - ・意味性ジャルゴン（語性ジャルゴン（「そこいるはカメラとえんぴつに、あってあります」などのように実際存在するがまったく違うものの名前になったり文法にも誤りがあり、一見流暢ですが誤った日本語になったりする

これらのタイプは同時に観察されることもしばしばあります。

ジャルゴンとは jargon という古いフランス語の"鳥のさえずり"という意味から来ているようで、鳥の声のようで人間にはわからないということです。専門用語、隠語などという意味でも一般の言葉としては使われているようです。

3.2 失語症の分類ととらえ方

古典的な分類はわかりやすいところはありますが、誤解を生じる点もあり、最近では、言語の症状を責任病巣と対比させ、それらの組み合わせで失語を考えるという新しいとらえ方もあります。

■失語症の分類とそのとらえ方

歴史的には運動失語・感覚失語という区分、流暢型・非流暢型という区分があり、教科書でも多く好んで用いられています。

特にWernicke-Lichtheim（ウェルニッケ-リヒトハイム）の失語図式（右ページの図参照）は有名で、概念的に理解しやすいことから、運動失語、感覚失語、伝導失語、超皮質性運動失語、純粋語唖、超皮質性感覚失語、皮質聾といったこの図に由来する分類は、現在でもよく用いられています。このほか、典型的でない要素が多いときには非典型例として、非典型流暢型とか非典型非流暢型のように表現される場合もあります。

失語症の研究が進んでも、報告者にちなんだ**Broca（ブローカ）失語**、**Wernicke（ウェルニッケ）失語**では、理解しやすいがゆえに古典的考え方のまま、あたかもその中枢がやられた疾患のように誤解されています。

しかし、この2つの言語中枢の限局した損傷だけでは、典型的なBroca失語や、Wernicke失語にはならず、周辺に病巣の広がりがあるのが通常で、それぞれの失語はいくつかの言語に関する部位の障害が合わさった病態を表していると考えられています。

つまり古典的区分は概念的に単純で、失語症をおおまかにとらえるにはいいのですが、失語症をちゃんと理解するという意味では、逆に邪魔になることもあります。その人の失語症を形成している症状をしっかりとらえることが重要です。

言語に関する脳の機能が完全に理解されたわけでもなく、局在論も完全に決着がついたわけではありませんが、失語症におけるいくつかの症状は大体どの部位の病変で生じてくるかということが理解されつつあります。

このような知見に基づき、最近では失語症で見られる言語障害の症状を**責任病巣**と対比させ、それらの組み合わせで考えるという、失語症のとらえ方がなされてきています（大槻）。

このような考えを発展させれば、症状からではなく病巣の広がりから失語症をとらえることも可能です。たとえばBroca失語では中心前回下部とBroca野が障害の中心であり、このため、アナルトリーという発声の問題と喚語困難、言語性短期記憶障害を生じます。また中前頭回に病巣が及ぶと、理解障害と、この部にあるとされる書字中枢の障害から書字の障害も生じます。しかしその他の部位の損傷がないため比較的聴理解は良好であるといったことになります。

●MEMO
流暢・非流暢

失語症は、歴史的な背景から流暢型・非流暢型と大きく区別されることが一般的です。これらは流暢にしゃべるタイプとしゃべらないタイプと思いがちですが、実際にはいくつかの言語面の要素を合わせて評価します。

日常で用いる「流暢」とは違っており、言葉数は多いが、言葉が違っていたりしている状

態を流暢型と呼びます。失語症でいう流暢型は、「非流暢」という、いわゆる言葉数が少なくて出てこない状態ではない状態と思ったほうが理解しやすいです。

　厳密には以下のような点をそれぞれ評価し、どちらかを判断します。
1) 発話量（たくさんしゃべれるか？）
2) プロソディー（リズム、アクセント、メロディー、速さが正しいか？）
3) 発話時の努力性の有無（考えながらしゃべるか？）
4) 構音（音の歪みがないか？）
5) 句の長さ（長く説明できるか？）
6) 発語間の休止時間の長短（言葉の間に詰まることはないか？）
7) 発話衝迫の有無（自ら発話しようとするか？）
8) 保続の有無（言葉の切り替えができるか？）

Wernicke-Lichtheim の図

```
           概念中枢
              B
            4   6
運動言語中枢         聴覚言語中枢
     M              A
     1              2
         3
     5              7
     m              a
発話の運動器官    聴覚器官
```

失語症のタイプ
1. 皮質性運動失語　2. 皮質性感覚失語　3. 伝導失語
4. 超皮質性運動失語　5. 皮質下性運動失語（純粋語唖）
6. 超皮質性感覚失語　7. 皮質下性感覚失語（皮質聾）

失語症での症状と対応する損傷部位

アナルトリー	中心前回下部
語音弁別障害	中側頭回　横側頭回　縁上回
音韻性錯語	弓状束　縁上回 Wernicke 野（上側頭回）
言語性短期記憶	弓状束　縁上回　Broca 野 Wernicke 野　→音韻ループ
喚語困難	Broca 野＞角回　下側頭葉
理解障害	側頭葉、後頭葉、前頭葉（中前頭回）

（大槻の考えをもとに構成）

失語症の分類チャート

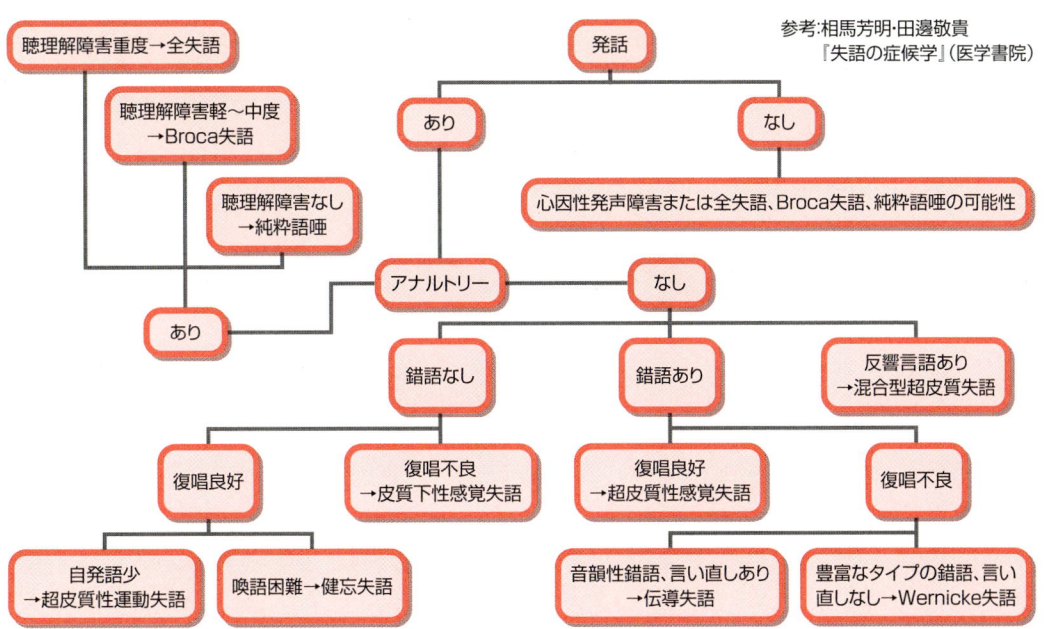

参考：相馬芳明・田邊敬貴『失語の症候学』（医学書院）

3.3 失語症での主な症状

失語症の会話面での問題となるところはたくさんありますが、その大事なものを挙げると、言葉を出すという点ではA．喚語困難、B．アナルトリー（失構音）、C．音韻性錯語が、言葉を理解するという点ではD．言語性短期記憶障害、E．語音弁別障害、F．理解障害が挙げられます。このほか失語症では、多かれ少なかれ、G．読み書きの障害もあります。特殊な場合には読むことや書くことにだけ重い障害が出るときもあります。

■A．言葉が思い出せない〜喚語困難

喚語困難とは、頭にイメージがあっても、適切な言葉が思い出せない状態をいいます。変換の換ではなく喚起の「喚」を用います。呼び出すという意味で、言葉を出すのが困難になった状態をいいます。同義語として呼称障害、語列挙障害、語想起障害、語健忘があります。

日常でも年をとると、名前がなかなか出てこなくなったりする状況がまさにそうです。通常の加齢現象では、人や普段使わない物の名前などに起きますが、失語症では普段使われる当たり前の言葉が出てこなくなります。

見ている物の名前が出てこない**視覚性呼称**の障害、会話の中で言葉が出てこない**語想起障害**、この両者を合わせた**語健忘**としての**呼称障害**と、与えられたある決まりに沿って、似たような言葉を頭の中で浮かべて挙げられないという**語列挙障害**（同じようなカテゴリー間での列挙障害や音（「さ」など）からの列挙障害）が喚語困難の具体的な症状です。

呼称障害と語列挙障害とは、大体同時に障害を認めますが、病巣によってはどちらかだけということもあります。責任病巣としては**Broca野**、**左下側頭回下部**、**角回**が関与しています。

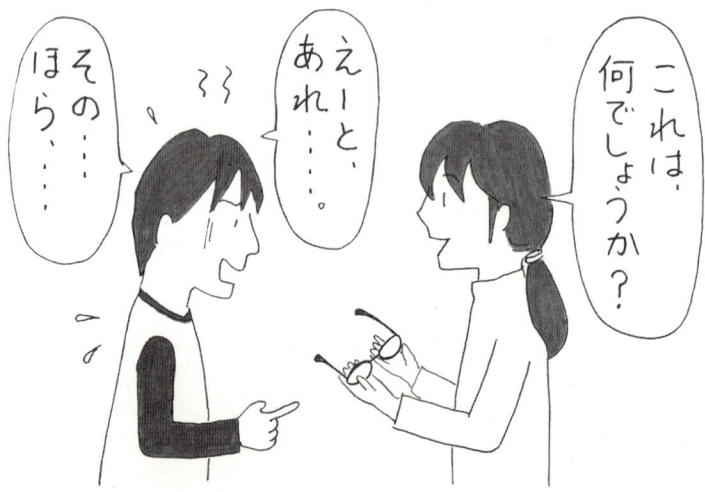

喚語困難

B. 言葉の発音が乱れる
　　〜アナルトリー（anarthria）

　アナルトリーとは聞きなれない言葉でしょうが、逆に失語症に特異的な症状を表わす専門用語として考えていくと、失語症がわかりやすくなります。

　語源からは arthria（構音）という言葉に an という否定をつけた言葉であり、字をそのまま訳せば**失構音**です。このほか、同じ意味を指すと思われる言葉に aphemia（失声）、apraxia of speech（発語失行）という言葉もあります。

　言葉の表現は分かれますが、いずれにしろ失語症の特異な症状としてこのような発音の障害が起きます。どの言葉を使うかは考え方により差があり、発語失行、アナルトリー、アフェミアなどと表現されます。

　その特徴は、構音の時々でその音としての歪みが変化し、時間軸上での変化も起きます。そして、構音障害のような一定の間違い方をしない特徴を持ち、単語などの構音発話が正常にできない状態です（例：兄さん→にーいさ、ん　に、いしゃーんなど）。

　左の中心前回下部に責任病巣があると推察されています。

　このアナルトリーに対し、舌やのどの動きが運動の麻痺のためうまくできず、言葉が正しく発音できない場合は**構音障害**と言われ、区別されます。

> **MEMO**
> **構音障害**
> 　よく「ろれつが回らない」といいますが、まさにそういう状態です。舌の動きや軟口蓋の動きなどが通常の発音のタイミングとずれたり、十分に動かないため音が漏れたりして、正しい発音ができなくなります。発音の器官がうまく働いていない状態で、ステレオのアンプから電気信号は正しく来ているのにスピーカーが壊れて変な音になった状態です。

しかし、一般に失語症のある場合は運動麻痺を合併していることが多く、多くの例では混在しています。

C. 思っている言葉と違う言葉になる
　　〜音韻性錯語

　音韻性錯語とは、音の入れ替えによる言葉の間違いです。単語発声の企画段階での障害と、発声の企画は正しいが発声の段階で別の音に変化する2通りの場合があります。

　単語発声を企画する段階での障害では不適切に企画され、正しい音の並びになりませんが、個々の音自体は正しいという状態になります。それぞれの発音される音は音素というもので構成されていますが、言葉の企画の段階で、音素に置換、脱落、付加、転置という変化が生じ、さらに、これらが単一でなく複合的に生じてくるため、通常の言葉でない言葉になります。音韻性錯語です。

- 置換（音素）：眼鏡（MEGANE）
　→てがね（TEGANE）
- 脱落（音素）：時計（TOKEI）→とえい（TOEI）
- 付加（音素）：椅子（ISU）→きす（KISU）
- 転置：冷蔵庫→れいこぞう

　音韻性錯語に、まったく別の言葉と勘違いする**語性錯語**が加わり、さらに言葉が変化してしまうと、いわゆる**新造語**になります。そしてこれらの錯語がずっと連続して出現すると**ジャルゴン**と呼ばれる状態となり、聞いていても一体何を意味しているのか、皆目わからなくなります。

　責任病巣としては**縁上回、上側頭回、中心後回、弓状束**が挙げられます。

　このほか、言葉の企画は正しいのですが、Broca 失語などでアナルトリーに伴い発声の

錯語の状況

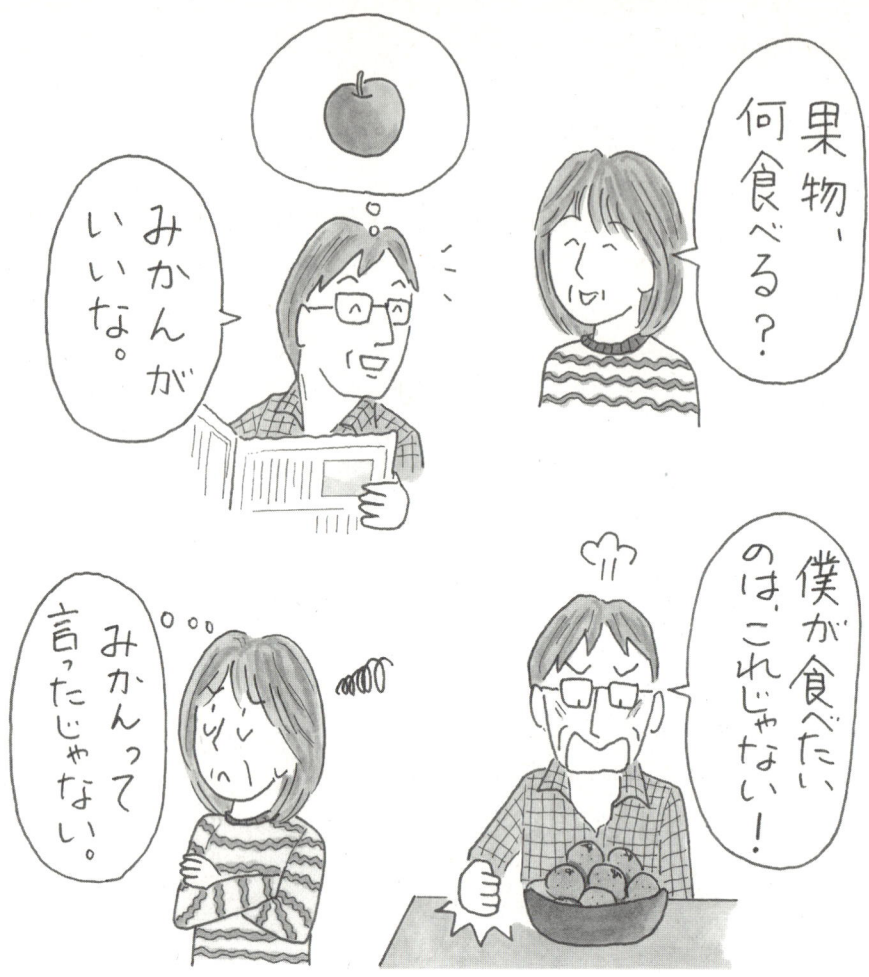

段階で別の音に変化する場合があります（ちょうちん→そうちん）。

D. 人の言葉を覚えていられない　〜言語性短期記憶障害

　言語性短期記憶とは、耳から入った言葉を一時的に記憶している状態を言います。似たような言葉として、把持力、スパンというような表現もあります。どれくらいの言葉のつながりを覚えていられるかという能力のことです。
　言葉を使って会話をする上で、人には相手の言葉を一時的に保持する機構があり、これがなければ、会話はうまく成り立ちません。一般に作業記憶（ワーキングメモリー）とか短期記憶と表現されるものですが、言語に関する作業記憶は「**音韻ループ**」と表現され、**下頭頂小葉の縁上回、弓状束、Broca 野**が関与しているとされています。
　音韻ループの中では下頭頂小葉の縁上回は言語情報の保持に関与し、Broca 野は音韻の出力への一時的な貯蔵と、これからしゃべろうとする言葉の発声の、頭の中でのリハーサルに関与していると考えられています。
　ちなみに、短期記憶は通常は約 15 〜 20 秒程度のものですが、しゃべる前のリハーサルとして、頭の中で言葉が何度か繰り返されること

で言葉が維持され長持ちさせることができるとされます。このような機構が言語の短期的記憶を補強している可能性があります。

なお、作業記憶（ワーキングメモリー）と短期記憶という言葉は同じように使用されますが、作業記憶とはただ保持しておくだけという意味の短期記憶と同じではなく、課題を遂行するために処理機能が関与する役割を持った状態を指します。

文章を読むときには、作業記憶システムに「注意」のシステムが関与し、言語の中で重要あるいはキーワードとなるものを探し、知識とか今までの体験といった長期記憶も併せて活用しつつ、単語や文章を理解しています。日常会話では作業記憶の容量には制限・限界があるため、内容が複雑になると作業記憶の領域をうめてしまい、ほかの記憶ができなくなります。このあたりはコンピュータでのメモリに似ています。

失語症ではこのようなシステムが障害されることで、文章理解、単語理解、復唱などに支障をきたします。

■ E. 言葉がうまく聞き取れない 〜語音弁別障害

人の話す言葉を理解するためにはまず、耳から入った音が聴覚路を通じて脳に入り、音を認知することから始まります。音の認知でも、様々な音から話としての言語音の認知をすることが大切なのは言うまでもありません。このためには横側頭回（聴覚野、聴覚連合野）での音の周波数分析、縁上回下部での異なった音の違いの識別、中側頭回での同じ音の同定、音のカテゴリー化などが深く関わって、音声として特徴を持つ音の抽出が行われ、必要な音韻が把持されます。

この一時的に把持された音韻と言葉との対応が行われ、次のステップである単語理解へとつながっていきます。特に**純粋語聾**（ごろう）という病態ではこの機能障害が中心で、言葉が何を言っているのかわからなくなります。**上側頭回**（左あるいは両側）の病変で生じます。

■ F. 何を言っているか意味がわからない 〜理解障害

理解障害は、聴覚に問題がないにもかかわらず話された言葉が十分に理解できない状態です。言葉として理解するためには様々な要素があります。理解の中でも単語理解と文章理解では、その機構には異なる点があります。

単語の理解は、目の前に置かれた絵や物品などに対し、音として聴覚的に提示された課題への反応で検査します。ということで、意識が清明で、視覚的に異常がなく、視覚認知にも問題がないことが条件になります。もちろん先の語音弁別も重要な役割をし、音から一定の音韻が把持され、そのとらえられた言葉が単語として検索・照合されます。

このような、**音としてとらえたものと言葉の意味システムとの関連が崩れると、理解障害を起こします**。言葉にはもちろん、音だけではなく視覚的な関連づけもあります。言葉に合った文字や、絵・図、物体の視覚的要素が頭の中で検索・照合され、合致するものが選択されます。この際に正しい組み合わせとは別のものを選んでしまうと、単語の理解障害となるわけです。

このような単語の意味（語義）の理解は、主として**前頭葉**や**側頭葉**を介して行われます。後頭葉障害も加わり視覚認知にも障害が及べば、さらに理解障害は強くなります。

一般には、日常よく使われる言葉のほうが、あまり使われない言葉よりも改善しやすいとされます。ただし、人により苦手な言葉というものもあり、普通の人には簡単であっても、その人にはなかなか難しいという場合もあります。

文章の理解は先の単語の理解よりかなり複雑です。単語理解が悪ければ文章の理解が悪くなるのは当然ですが、それ以外にやはり、集中力、

意識の覚醒状況などはも大きく関与します。これに加え、先の**言語性短期記憶**も重要ですし、文法の理解という新たな要素も加わってきます。文法の障害には**統語障害**と呼ばれる文法用法に沿った語の並べ方の障害も含まれます。

文法には **Broca 野**が強く関与していることが f-MRI（機能的 MRI）の検討などから示されていますが、古典的に言われている Broca 野そのものではなく、その背側部にその機能があるとする報告もあります。

G. 読み書きの障害

失語症では、書かれた文字がうまく理解できない、あるいは字が書けなくなるという**読み書きの障害**も、多かれ少なかれ合併します。

話し言葉ではたいした障害でないのに、字を読むことが困難になった状態（失読）としては、**純粋失読**と**失読失書**という病態があります。

読字に関しては**角回**が重要な機能を果たします。しかし、漢字では紡錘回、下側頭回の病巣で起きることが報告され、日本語の読みの**二重回路説**が提唱されています（岩田）。

字を書くことだけが特に難しくなった場合（失書）には、**純粋失書**と呼ばれるもののほか、他の高次脳機能の障害により、文字が書けなくなる状態があります。

> **●MEMO**
> **読み書きの二重回路説（岩田）**
>
> 従来、読むことに関しては角回が重視されてきましたが、症例の積み重ねなどから、漢字とかなでの機構の違いが想定されました。漢字では角回ではなく左側頭葉後下部を介する経路があり、読み書きの脳機構に関する二重神経回路説が提唱されています。この仮説は PET スキャンの検討でも実証されています。
> ・漢字単語…文字と発音の対応は不規則であり、視覚野から左側頭葉後下部を経て処理
> ・仮名単語…文字と発音はほぼ 1 対 1 の関係にあり、視覚野から角回を経て処理

二重回路説

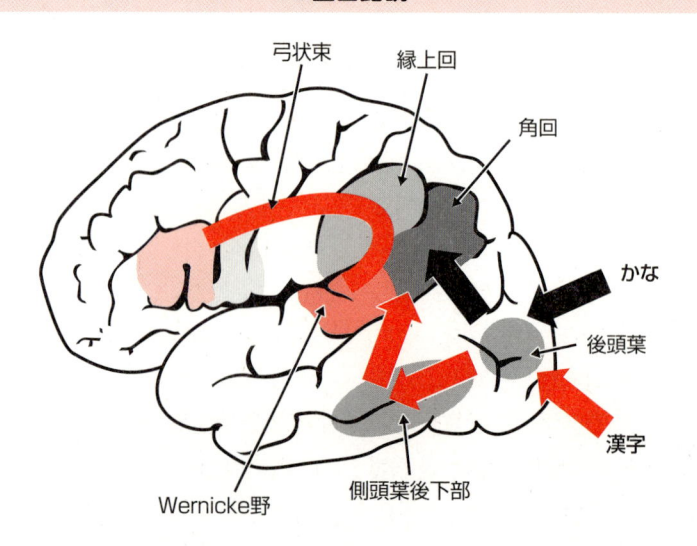

3-4 失語症の検査と評価

前述した言語に関する症状を評価する失語症の検査には、標準失語症検査（SLTA）やウェスタン総合失語症検査（Western aphasia battery；WAB）が行われます。

■標準失語症検査（SLTA）

本邦で開発された失語症検査です。聴く、話す、読む、書く、計算の5大項目からなり、下位項目として26項目の検査があります。

たとえば「聴く」というジャンルでは、単語の理解、短文の理解、口頭命令に従う、仮名の理解の4つの下位項目があります。多くの項目は6段階で点数づけされ、よどみのない迅速な応答が6、一定時間内の正答が5とされ、10個あるいは5個の課題で、この6か5で反応できた正答率が点数として記録されます。

ただし、説明の項目は、この段階そのものが点数となり、語の列挙は挙げられた語数が、計算は20問の正答の数が点数となります。

大体60～90分で検査が終了します。この検査方法は、失語症のタイプ分けを目的としたものではなく、どういった機能にどの程度の障害があるかを測るものです。

■ウェスタン総合失語症検査（WAB）

この検査は失語だけではなく、失行や半側無視などの他の高次脳機能評価も含み、自発話、話し言葉理解、復唱、呼称、読み、書字、行為、構成の8大項目があり、その下位試験は38に分かれています。

自発話を20点、話し言葉理解、復唱、呼称を10点として合計を2倍し、失語症指数を出します（満点は100点）。

この検査で流暢性、話し言葉の理解、復唱、呼称の4つの得点の結果から全失語、Broca失語、Wernicke失語、健忘失語の4つに失語症を分類します。この検査も60～90分程度時間を要します。

■実用コミュニケーション能力検査

検査での失語症の程度と日常的なコミュニケーション能力に解離が見られるときもあり、この場合には実用コミュニケーション能力検査も利用されます。

適切なあいさつをする、病院を初診する、電車で買い物に行く、電話で対応する、ラジオで天気予報を聞くなどの難易度をつけた34項目につき、それぞれ4点満点で評価します。

■トークンテスト

失語症が軽い場合は、トークンテストという色、形、大きさの異なる20個の小片（トークン）を用いて、口頭指示に対する反応を見て聴覚的短期記憶、言語理解を検査します。

重度の失語症には不向きとされ、逆に軽微な聴覚的言語理解の異常が検出できるとされています。本邦での検査はPartAからFまであり、167点満点です。失語症では大半の方は156点以下となり、区別可能とされます。

3-4 失語症の検査と評価

標準失語症検査の評価の実際

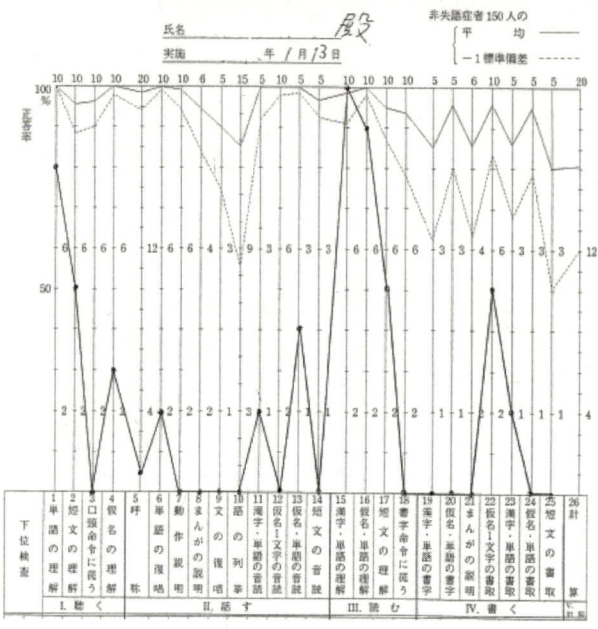

ウェスタン総合失語症検査（WAB）で使われるカード

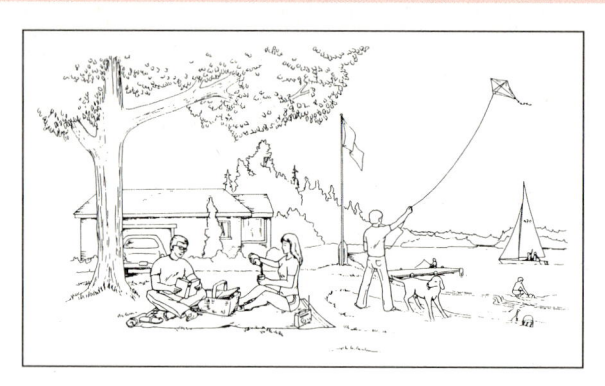

関東大震災は大正十二年に起きました。
このとき十三万人以上の人が二次災害で死亡しました。
もし
（火事が起きなかったら
台風が来なかったら
交通事故がなかったら
戦争がなかったら）
大惨事にはなら
なかったでしょう。

兵隊さんは
（鉄砲
射撃
鉄塔
食品）をたずさえています。

3-5 代表的な失語症と病巣部位

代表的な失語症について説明します。失語症に関係する脳の部位については、詳しくは13-1を参照してください。

■伝導失語

基本的には**流暢型**の失語症で、理解はほぼ正常です。自発話、呼称、音読、復唱で**音韻性錯語**を示し、正しい言葉が出なくなります。

このタイプでは、言い直しにより徐々に正しい言葉に近づくこと（自己修正）が1つの特徴とされます（かんささ→かんさし→かんざしなど）。

しかし、あることについてしゃべろうと意識すると、本来の言葉から遠ざかる傾向があり、むしろ意識せず出てくる話のほうが言葉として良好なことが多くあります。このほか、長くしゃべり音節が増えると、間違いが増加してしまう語長効果や、文の後半がうまく記憶できなくなるといった、言語性の**短期記憶障害**が特徴的です。読み書きでもやはり間違いは見られ、**音韻性錯読**、**錯書**を生じます。

伝導失語は、古典的な図式ではBroca野とWernicke野の機能の離断とされていますが、そのような単純な2カ所の言語中枢という考え方自体に問題があり、その他にも中枢的な役割をしている下頭頂葉部があるということを認識しなくてはいけません。

伝導失語の責任病巣は、**縁上回**という側頭葉の付け根の上部に位置する場所で**弓状束**の障害を同時に伴っていることが多くあります。縁上回の障害で音の入れ替えの障害、異なる音の弁別障害から錯語を生じたり、弓状束の障害で、作業記憶に関与するいわゆる音韻ループが障害されたりして、言語性短期記憶障害や復唱の障害を招きます。

伝導失語の病巣

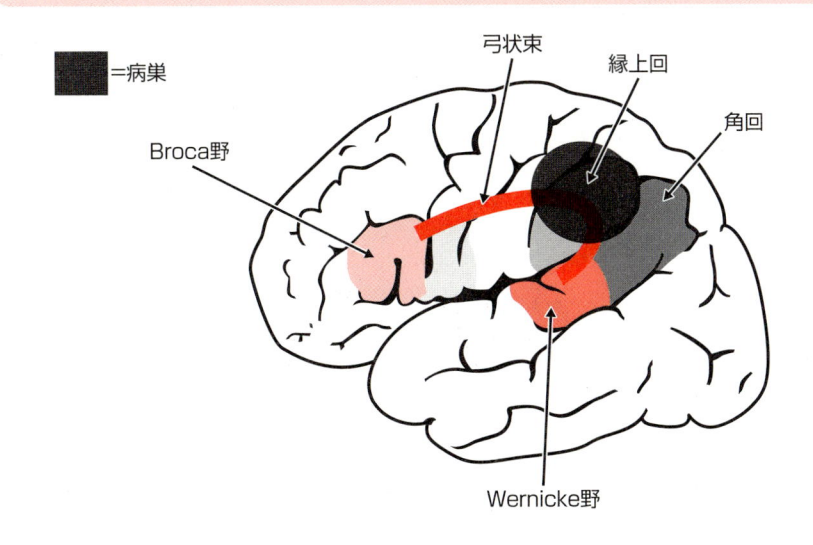

症例はP.142

> **MEMO**
> **Geschwind の領域**
> 　近年、MRIによる拡散テンソルによるトラクトグラフィーの解析から、Broca野とWernicke野が直接連絡する弓状束のほかに、その外側に中側頭回と下頭頂小葉を結ぶ「後方間接経路」、下頭頂小葉とBroca野周辺を結ぶ「前方間接経路」が示され、下頭頂小葉の言語機能との密接な関連が改めて示されています。このため、下頭頂小葉をGeshwindの領域、第3の言語野という表現をする人もいます（Catani Mら）（P.85 SLFの項の図参照）。

Wernicke（ウェルニッケ）失語

　流暢な発話ができますが錯語が多く、懸命に話をされても、聴き手にとっては、なかなか意味を理解するのが難しくなります。

　発話には多く**音韻性錯語**、**語性錯語**、**新造語**という間違いが含まれ、これらがひどい場合は、**ジャルゴン**と呼ばれるまったくわけのわからない言語となります。**発話促迫**、**語漏**と呼ばれるような、やたらにしゃべってしまう傾向があり、一般には病前より発話量が増加します。**聴理解**は単語レベルから障害され、**復唱**も障害されます。

　自分では失語があるという認識に欠けている例も少なくなく、相手に対して何でわからないのかというような不思議そうな顔をして話をすることがあります。こちらが理解不能なことを言い続け、失語症としての病識に欠けて行動するため、中には急性の精神病と間違われて精神科に入院となってしまう例もあります。

　責任病巣は、脳梗塞では一般には**Wernicke野**を含み、**弓状束**や後方に近接する**角回**、**縁上回**と下方に接する側頭葉に広がった領域として存在します。先の伝導失語で認められる復唱障害や錯語のほかに、横側頭回の障害による音の弁別障害と側頭葉の障害による意味理解障害が加わることで、聴理解障害が重度となります。

　さらにこれらの障害から、自分の発話の訂正が困難となると同時に、錯語の程度も悪化します。また、角回、縁上回の障害による、書字・読字障害が加わり、全体としてWernicke失語の病態となります。脳出血では、側頭峡と呼ばれる脳室の後角と、側頭葉に挟まれる狭い白質の障害が重要とされます。

Wernicke 失語の病巣

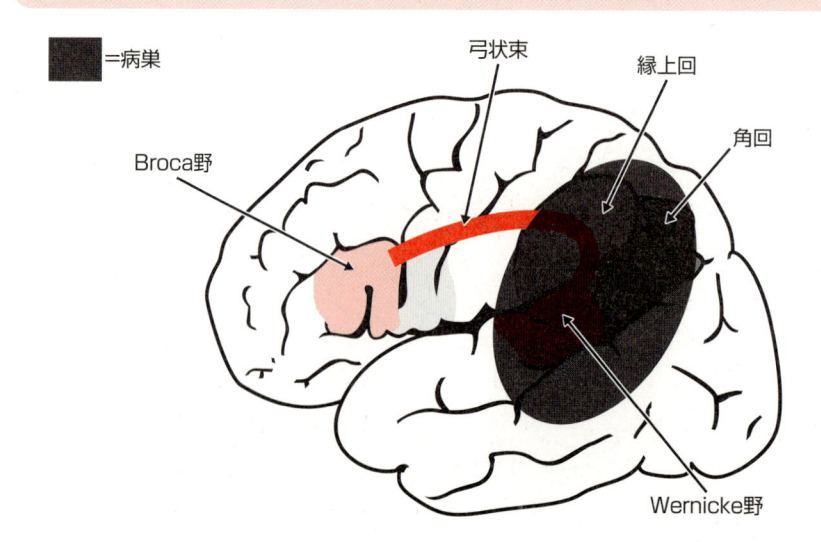

症例はP.142-143

> **●MEMO**
> **Wernicke領域失語**
> 　Wernicke野のみに限局した障害では、Wernicke失語の症状はあっても一過性で、あまり持続しないようです。
> 　Wernicke野は言語の入力に関与して、言語と言語でない音の区別、言葉の想起、音韻のコード化などに関わる場所です。言語音の区別や同定が困難となり、復唱の障害を起こしたりします。
> 　そもそもWernicke野自体、その部位の規定は曖昧です。Wernickeの報告では左上側頭回の後1/3ないし後半、およびそれに接する中側頭回と記載しています。しかし成書では上側頭回の後半部、後方という様に記載されているものが多く、どこが境目かは明らかでなく、実際脳の外観上からもはっきりしません。
> 　いろいろなところで図示されていますが、それぞれその範囲に違いがあり一定ではありません。野(や)は領野(りょうや)というある領域を表す言葉に由来しますが、この言葉自体、広々とした地という意味ですから、あまりこだわる必要はないかもしれません。実際の脳では、なんとなく境目がわかる感じがしますが、はっきりとした境界はもちろんありません。その場所が位置する状況からは、隣接する横側頭回や中側頭回と角回、縁上回などとの情報の統合、受け渡しとして重要なのであろうと推察されます。

■純粋語聾

　聴力自体には問題がないにも関わらず、左の**上側頭回**という語音の分析をしている場所の障害、その近傍の**白質**の障害、あるいは両側の**横側頭回**という音の周波数分析の障害で起きます。**相手の言っていることが、聞いたことのないような外国語のようでわからない、聞き取れないので復唱できない、書き取りができない**という症状が起きます。

　しかし、自分から話すことは可能ですし、読むことも可能です。聴覚失認の一型との考え方もあります。音の分析がうまくできないことから、**失音楽**を伴うことも少なくありません。

■純粋語唖

　かなりまれな病態ですが、**突然重度の発話障害を生じ、ほとんど何もしゃべれなくなります。**

　しかし、一方で**聴理解は正常**で、筆談は可能です。その後、改善してくる中で、発話異常として**アナルトリー**と呼ばれる音の歪み、音節の移行不良、発音が一定しない、誤り方に多様性を示すしゃべり方となります。軽度書字障害(仮名の錯書が多い)や軽度右上肢麻痺、舌などの麻痺を伴うこともあります。

　責任病巣は、**中心前回中〜下部**を中心とした部位です。この部位は後方の中心溝に入る部分に一次運動野があり、その前に腹側運動前野が位置しています。症例によっては感覚系の中心後回に病巣が及ぶものもあります。

　一次運動野は複数の筋肉の活動の力の大きさ、運動の方向、速度・変位を制御しています。運動前野は音の構成の順序や時間調整に関与しているとされます。これらの障害により喉頭、咽頭、舌などの一定の決まった発声に関する運動が困難となり、アナルトリーという失語症に特有の発話異常をきたすことが考えられます。

■Broca（ブローカ）失語

　非流暢型で重度の発話障害を認めますが、比較的良好な聴理解が保たれます。一般には単語レベルの理解は良好です。

　喚語困難、発話開始困難、発話衝動の低下があり、言葉がすぐに出てこず、つっかかってもどかしい感じの話し方となります。このほか書字障害、文の構成障害も見られることがあります。欧米では電文体となることが報告されていますが、日本語では少ないようです。

　責任病巣は、脳梗塞では**中心前回下部とその前方領域を含んだ比較的広い領域**です。先に述べた中心前回下部の障害による**アナルトリー**

3-5 代表的な失語症と病巣部位

という発話での障害と、Broca野の障害による言葉が思い出せないという**喚語困難**が主症状であり、これに近傍にあるとされる中前頭回の**Exner書字中枢**の障害が加わり、**書字障害**なども出現します。

脳出血では、Broca野自体に出血が起きることはまずありません。比較的大きな被殻を中心とした出血病巣で、外側よりに広がり、中心前回の白質に浮腫を含めて障害が起きているときに、よく経験します。前方病変が多いとされますが、やや後方に血腫が位置していることもあります。

> **● MEMO**
> **Broca領域失語**
> 　元来Broca野として言語の中枢とされた場所なのですが、この場所のみでは典型的なBroca失語がずっと続くことはありません。Broca失語のような非流暢というタイプというよりは、むしろ比較的流暢な発話の失語となり、復唱が保たれ超皮質性感覚失語となることが、多く経験されます。このほか超皮質性運動失語の報告もあります。いずれにしろ、Broca野の領域の障害だけでは典型的なBroca失語にはならないということが現在は知られています（症例はP.146）。

純粋語唖の病巣

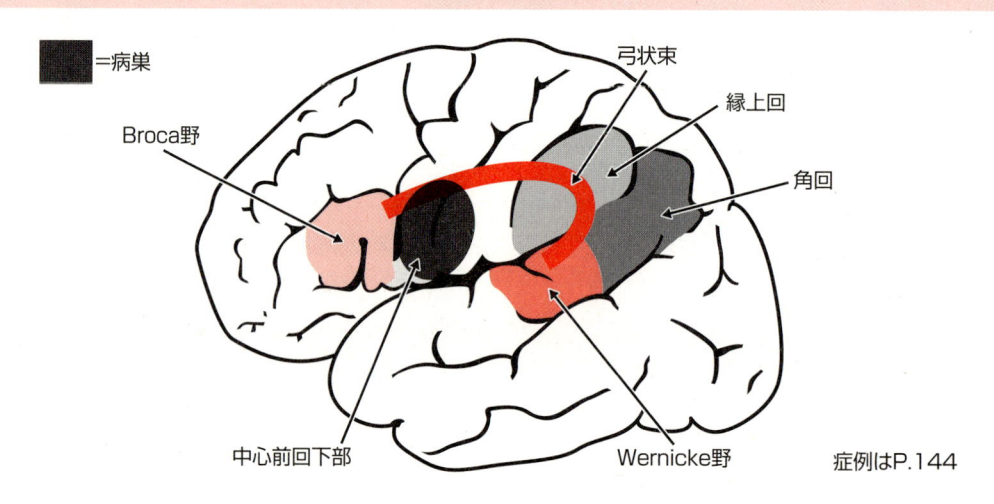

■＝病巣
Broca野／中心前回下部／弓状束／縁上回／角回／Wernicke野

症例はP.144

Broca失語の病巣

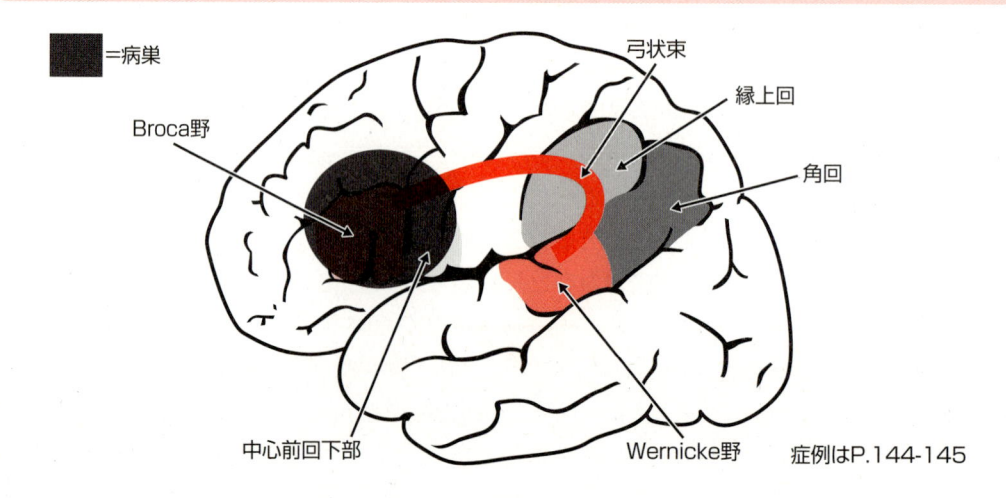

■＝病巣
Broca野／中心前回下部／弓状束／縁上回／角回／Wernicke野

症例はP.144-145

超皮質性失語

発話と聴理解が障害されているが、復唱は保たれているのがその特徴です。超皮質性感覚失語、超皮質性運動失語、混合型超皮質性失語の3種類に分類されます。

● 超皮質性感覚失語

流暢な発話であり、復唱は良好ですが、ときに**喚語困難**、**迂遠**があり、錯語は**語性錯語**が主体です。会話は聴理解が重度にあり、不十分なため内容は状況にそぐわなかったり、空疎だったりします。

病巣は一定ではなく、**側頭葉、頭頂葉、前頭葉**などに病巣を認めますが、弓状束、Wernicke野、縁上回はほぼ保たれているということが基本です。

物品理解（名称）に関する部位が損なわれ、言葉の意味がうまくとれないという症状が、側頭葉では音韻と意味記憶の統合困難により、頭頂葉では視覚イメージと呼称の統合困難により、前頭葉では意味統合困難により生じます。

意味理解の障害が強い場合は、「**語義失語**」と呼ばれます。単語が読めても意味がわからなかったり、バナナと言えても「バナナって何？」と聞き返したりします。脳卒中よりも前頭側頭型認知症の方で多く見られます。

● 超皮質性運動失語

発話はきわめて少なく、促さないとしゃべらなくなります。復唱は可能ですが、言葉を発するのに時間がかかることがあります。また、人の言葉を繰り返す**反響言語**と呼ばれる症状が、ときにあります。言葉を思い出す、語想起の障害は重度ですが、聴理解は良好です。

病巣は、前頭葉のBroca野から上方の**前頭前野**や**補足運動野**に見られ、いわゆる前頭葉性の高次運動機能障害が基盤にあるようです。

超皮質性感覚失語の病巣

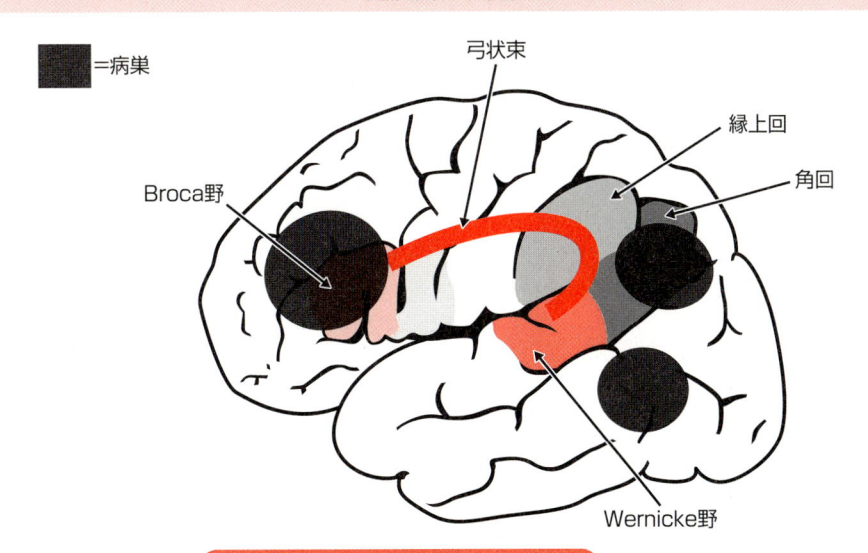

■＝病巣
弓状束
縁上回
角回
Broca野
Wernicke野

弓状束のあたりはやられない＝復唱は可能
側頭・頭頂・後頭接合部の障害
Broca野の限局障害
前頭・側頭葉の障害

症例はP.146-147

3-5 代表的な失語症と病巣部位

超皮質性運動失語の病巣

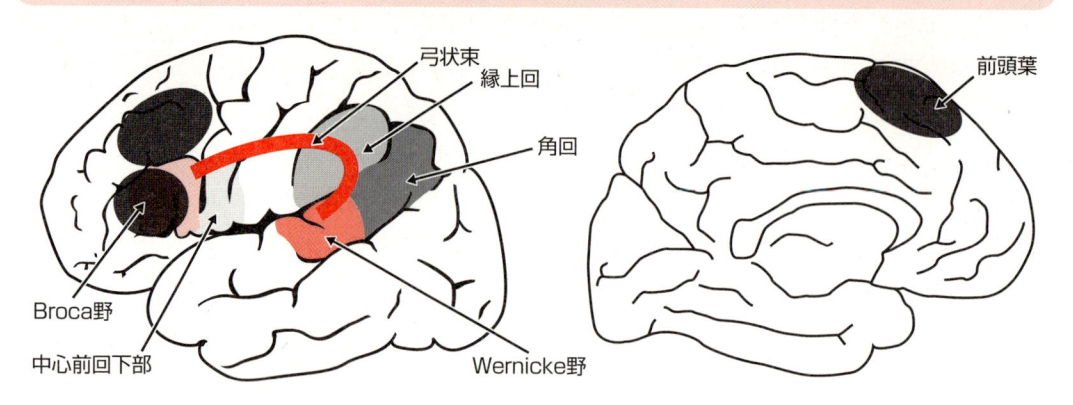

弓状束
縁上回
角回
前頭葉
Broca野
中心前回下部
Wernicke野

> **MEMO**
> **復唱**
> 　失語症では自分から言葉に出せなくても、相手がしゃべることは同じように繰り返せたり、その聞いた言葉は話せたりする場合があります。
> 　失語症の型によっては、自らしゃべる能力と、誰かが言った言葉を同じように繰り返す能力に大きな差がある場合があります。超皮質性失語と分類されるものは、この繰り返すという復唱の能力が、比較的保たれているのが特徴とされます。

はBroca野、Wernicke野を含む大病巣であることがほとんどです。

> **MEMO**
> **残語**
> 　重度の非流暢型失語症患者や全失語患者で、何かしゃべろうとするといつも、1つあるいはいくつかの言葉だけが発話として出る場合があります。「も・も・も」というようにある音に限られたり、「こん馬鹿が」など単語に限られたりする場合もあります。

■ 全失語

　言語表出、理解ともに重度に障害されます。何らかの発話意欲、言語表出があることは多く経験されます。

　全失語といっても、少しは言葉を発することがあり、**残語**と呼ばれます。一般には短い常套句、音綴断片、偶発性発話、ジャルゴンなどが入り混じってきます。「まー」などの同じ音を繰り返す「**再帰性発話**」という症状は、Brocaにより最初に報告された失語の例(「Tan」としか言わないので、その患者はTanと呼ばれていた)で述べられていますが、Broca失語よりもむしろ全失語の特徴とされています。

　聴理解は一般に単語レベルから障害され、重度の障害を示し、復唱も困難です。病巣として

■ 読み書きの障害
● **純粋失読**

　純粋失読は、**脳梁膨大部**と**左後頭葉**の病巣、あるいは**左の角回周辺**の病巣のため起きます。前者では左からの視覚的な情報が角回に伝わらず、右からの視覚情報も脳梁を通じて左に送れないために生じ、後者では角回が視覚情報から遮断されるために生じます。

　漢字のみの失読の報告もあり、この場合は紡錘回という側頭葉の底面・内側が関係します。自分で字を書くことができても、その書いた字でも読むことができなくなります。「**なぞり読み**」といって、手で字の形をなぞることで、視覚でない空間的な情報が利用され、言葉を理解できる場合があります(症例はP.148)。

3-5 代表的な失語症と病巣部位

● 失読失書

失読失書では字を書くことも障害され、先のなぞり読みも困難となります。**角回**の病巣で起きますが、漢字では紡錘回、下側頭回の病巣で起きることが岩田誠先生により報告され、日本語の読みの二重回路説が提唱されています。仮名は音韻と形の両者で判断処理がされ、漢字は主に形で判断処理されていると考えられます（症例はP.148）。

● 純粋失書

字を書くことができないという**失書**が独立して起こり、他の高次脳機能障害では説明不能なものを言います。

字の想起、書き出しに時間がかかり、書字に長時間が必要となります。左右両手での書字ともに障害され、自発書字、書き取りの両方ともうまくできません。漢字に比べて仮名書字が改善しやすい傾向があるようです。

責任病巣としては**中前頭回後部（Exner〔エクスナー〕書字中枢）**や、**左上頭頂小葉**から**頭頂間溝周囲**などが報告されています。漢字の失書は先述の**側頭葉後下部**が関係しています。

● その他の失書

このほか失書は、失行による失行性失書、構成障害による構成失書、半側空間無視による空間性失書など、他の障害が大きく関与する状態でも起きることがあります。

> **MEMO**
>
> **Exner 書字中枢**
>
> Sigmund Exner の本にある書字の中枢の記載がよく引用されます。しかし、彼の本にはその部の解剖が説明されていますが、実際には純粋失書の例は1例もなく、中前頭後下部の限局病巣例も1例だけで、その部位の意味合いには議論のあるところです（Roux ら）。

3-6 失語症のリハビリテーションと支援

失語症のリハビリテーションは、主に聴理解と発話の改善を目標に、多くは1対1で行われます。

■ リハビリテーションの目標

失語症のリハビリテーションでは、**聴理解の改善**と**発話の改善**が主たる目標となります。集中させて聴いて理解するということなどを目的に、他の音が入らない静かな環境で1対1の訓練が行われます。先の評価での障害の程度の把握を行い、できない部分をよくするための訓練を行います。

このような課題設定は重要です。単語の呼称がまだできない方に、文でしゃべれと言っても無理なのはおわかりの通りです。

訓練では**高頻度語**という日常的に使われる言葉を中心に訓練が行われ、**低頻度語**に移行していきます。また、言語機能そのものだけでなく、コミュニケーション能力を上げるための、より確実な手段の選定も重要です。

●MEMO
聴理解、高頻度・低頻度

聴理解とは、聞いてどれくらい理解できるかということです。単語・短文・口頭命令（複雑な内容）理解をそれぞれ評価します。単語理解のほうがより簡単です。うまく言葉が出ない場合は指で差す pointing で答えてもらい、評価します。このほか Yes-No 問題（はい・いいえ問題）は正解の確率は 1/2 ですが、最重度の場合は課題として行う場合もあります。

日常生活でよく使う言葉を高頻度語、あまり使わない言葉は低頻度語と呼びます。一般的に高頻度語のほうが改善は良好です。

■ 訓練の実際

訓練には様々な絵カードが使われます。一部は先の検査に共通しているものもあります。絵を見てその名称を答えたり、4つの絵の中から言われたものを探し、指差してもらったりします。このほか書かれた文章を読んでもらったり、漫画や絵の説明をしてもらったりする場合もあります。

発声自体が難しい場合は、口やその周囲の動きを引き出したり、口の格好をまねてもらったりもします。このほか、言葉のイントネーションをまねてもらい、発声につなげようとしたりもします。

練習として歌を歌ったりすることもあります。しかし、歌を歌うこととしゃべることでは脳の中で使う場所が少し違います。普段まったくしゃべれない人が、音楽を聴くと思わず歌ってしまうことは、よく経験されます。しかし、その歌詞と同じことを日常で言語として使えるかというと、なかなか難しいのが一般的です。

同じようにあいさつや、お礼の言葉など何気なく意識せず普段使っている言葉は、ときにスムーズに発せられることがありますが、意識してしゃべろうとするとうまくいかなかったりします。失語症の難しく、変なところは、何かしゃべろうとすると、かえって言葉が出てきにくいという点です。実は意識して思ったことをしゃべるということは、結構難しいことなのです。

また当初の訓練は静かな環境の中、1対1で行われることが多いのですが、このような訓

練ばかりですと、訓練の担当者には話せるが、人前で他の人にはしゃべりづらいという一種の人見知りが起きる場合もあります。このようなことを少なくする上でも、ある程度のコミュニケーションが可能となったときには、他の人を交えたグループでの練習、あるいはお楽しみ会のようなものに参加することをお勧めします。

最近は家族会やボランティアグループが主催する会合に、失語症の方々は参加されていることが多いようです。

失語症では字を書いたり読んだりする力も低下します。仮名や漢字の読みを練習では、最初は単文字とそれに対するキーワードを決めたりして指導する場合もあります（「ネ」と「ネズミ」など）。このほか同じ文章を反復して音読させ、できるようになったら次に行くなどします。

書字では、なじみのある自分の名前や住所を書けるようにするなどの練習をします。

■失語症の人とのコミュニケーションのヒント

さて、これまで述べてきた失語症の要素は、我々でもある環境では同じような状況になります。まったく、失語と同じではありませんが、似たような経験をすることができます。それは私たちが英語などの外国語に接するときです。

私たちが、知らない言語の言葉を初めて読むとき、どういう発音で、どこで区切ってよいか、よくわからない状態では、一定の発音ができず、読むたびに微妙に違った発音となったりします。これは**アナルトリー**に似ています。

また、単語があやふやだと、頭で内容が日本語的にはわかっていても、別の言葉が出てしまいます。これは**錯語**です。また、知らない言語は長くしゃべられてもちっとも頭に残らず、最初のほうだけしか残りません。これは**言語性短期記憶障害**です。そして日本人がわからないとよく言われる、ＬとＲの区別はまさに**語音弁別障害**です。

物はわかっていても単語を知らなければ、言葉を出すことができません。まさに、**喚語困難**です。また、単語がわからなければ**理解障害**ということになりますし、文法もあやふやであれば、過去形や、前置詞の適切な意味もわからず、文章や統語の理解障害となるわけです。

厳密には失語と違う点もありますが、このように外国人と接するつもりで失語症患者さんに接するとよいわけです。英語がよくわからないと、「Excuse me, please speak slowly.」と日本人は言うでしょう。相手にとって私たちは外人さんです。ゆっくりと、簡潔にわかりやすく話しましょう。

また、相手が舞い上がらず、落ち着いて話を聞けるようにリラックスさせましょう。相手の言葉がわからなくても、その状況からいくつかのカテゴリーからしぼって、話の内容を推測しましょう。親切に根気よく何度も疲れないように聞いてあげてください。そして答えも簡潔になるように「はい」か「いいえ」に誘導します。

でももちろん、答えはあやふやですから、何度もそれでいいか確認する必要があります。もちろん、完全に言葉がわからないという人でも、少し文字や絵を書いてもらうとわかるときもあります。失語症でも少し文字が書ける場合は、それが参考になるときもあります。

さあ失語症の人とうまくコミュニケーションをとってください。

■五十音表は失語に無意味

構音障害が重度のときや、のどの問題で声が出せないときには、五十音を書いた紙を使いコミュニケーションを取る場合がありますが、失語症では言葉を扱う能力自体に問題がありますので、このようなことは無意味です。英語ができない人にアルファベットの表を渡して、指差しでどうぞと言っても無理であるのと同じです。

Column 失語の2人の有名人　BrocaとWernicke

　Paul Broca（ポール・ブローカ）は医師の息子として生まれ、パリ大学を卒業しました。彼は失語症の報告で有名ですが、当初は考古学的な墓の発掘などに関与し、人類学的な調査をしていました。

　1856年に、ネアンデルタール人の発見をきっかけに生まれた論争では、発見された頭蓋骨が、くる病や痛風持ちの人間のものなのか、原人のものかの論争で、彼は後者を支持しました。彼は多分にダーウィンによる進化論に触発されたようです。後にジャワでピテカントロプスが発見され、彼の立場が正しかったことが認められました。その後にも霊長類の比較解剖学や、人類学的分野での様々な計測法などに貢献しています。

　彼の失語症での貢献は、31年間「Tan」としかしゃべらなかったルボルニュという患者の脳を調べ、左中前頭回（第2前頭回）と下前頭回（第3前頭回）に病巣があることを、1861年に報告したことです。同年にもう1例、同じような例を報告しています。そして左下前頭回に発話の機能がある可能性を述べました。そして現在、彼の示唆した場所がBroca野と呼ばれているわけです。後の失語症研究の始まりがここにあります。

　彼の最初に報告した2例は、近年MRIで保存されている脳が調べられました。表面だけではなく奥に広がりがあり、上縦束（弓状束）まで損傷されていたとのことです（Dronkersら）。Brocaはこの他にも症例を集め、他者の症例など計25例の検討から、今では当たり前に言われている、言語機能は左の脳にあることを1865年に報告しました。

　一方、Carl Wernicke（カール・ウェルニッケ）は、言語には発する場所だけでなく聞いて理解する場所があるはずだと考え、Brocaが調べた"言葉がしゃべれなかった失語症"とは違った、言われた言葉がよく理解できない失語症患者を探し、解剖で病巣を確かめました。そして1874年、彼が26歳のとき『The Aphasic Symptom Complex』（『失語症候群』）を出版しました。

　彼は、Broca野とは別に、左側頭・頭頂後部に感覚性失語を生じる場所があり（現在Wernicke野と呼ばれる場所）、ここの障害で感覚性の失語が起きることを示し、またこの領域とBroca野につながりがあり、そこが障害されると伝導失語になるであろうと述べました。この考えが正しかったことは、後の者が知るとおりです。また彼は、様々な病気と脳の部位との関連づけを行おうとしました。この過程で、後に原因は後にビタミンB1欠乏によるものと判明し、現在ウェルニッケ脳症と呼ばれる疾患も報告しています。

　この2人の発見があまりにも画期的であり、いまだに我々は彼らの名前が付く失語症に振り回されている部分もあります。しかし先に述べたように、彼らの最初に示した領域は言語にとっては大切な領域ですが、彼らの名前を取った失語症は、もっと広い領域の障害が必要です。

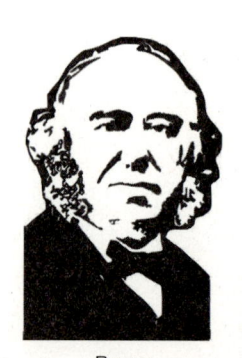

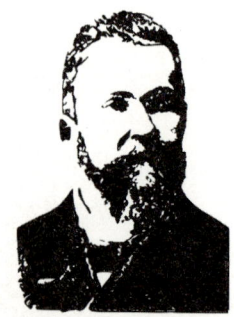

Broca　　Wernicke

chapter 4

失行

　私たちは、普段身振りや手振りという身体表現をしたり、いろいろな道具を使ったりして生活をしています。身振りや手振りがうまくできなくなったり、道具がうまく使えなくなったりする状態を失行と呼びます。
　失行という症状は今、どのように考えられ、どのような種類があるのでしょうか。脳の中で失行に関係するところはどこにあるのでしょうか。そして、どのような検査やリハビリテーションが行われるのでしょうか。

4-1 失行とは

麻痺などの運動障害がないのに、いつもできていた行動がうまくできなくなることを失行といいます。代表的なものに「観念運動性失行」「観念性失行」「肢節運動失行」があります。

■失行とは

失行とは、麻痺や失調といった運動障害がなく、指示理解が不十分でないにも関わらず、日常生活などで習熟していつも行っている行動がうまくできなくなることをいいます。

限られた行動の問題として「失行」という言葉がつく症候には、**歩行失行**、**開眼失行**といった、特に習わずともできるはずの歩行、開眼がうまくできなくなることや、**口顔面失行**という口顔面に限った動きの異常や、**着衣失行**といった更衣が困難となる動作障害があります。

手足の動きに限った失行を**肢節失行**といいますが、代表的なものとしては**観念運動性失行**と**観念性失行**、**肢節運動失行**があります。観念運動性失行、観念性失行は、一般には観念運動失行、観念失行と表記されることが多いのですが、学会の定めた用語としては観念性失行、観念運動性失行です。

このほか特殊なものとしては脳梁失行、連合運動性失行、伝導失行と呼ばれるものもあります。また、以前は構成失行という言い方で、物体をうまく空間的に配置したり、とらえたりできない状態を表現しましたが、最近は失行ではなく構成障害という風に呼ばれ、失行とは区別されます。

■失行の分類

失行は、その分類などでややわかりづらい点があります。それはLiepmann（リープマン）が最初に提唱した考え方が、その後の研究者により変化しているからです。

20世紀初頭にLiepmannは「運動可能であるにも関わらず合目的な運動が不可能な状態」を失行と定義し、失語、失認、知能障害、麻痺で説明できない「行為・動作・運動に専念する機構の障害」であるとしました。

そして運動を行う際に、まず「観念」として運動を企画する系で運動エングラムという運動の記憶の痕跡（左半球に貯蔵される動作公式）をもとに企画情報が作られ、それに基づいた運動を出力する系（神経支配パターン）を通って「運動」が実現するというモデルを考えました。

彼は、このモデルをもとに失行を3種類に分類しました。

- **観念性失行**：運動を企画する系での障害で、複数物品の扱いに問題をきたす。
- **観念運動性失行**：企画情報の利用／作成での障害では単一物品の扱いや運動の動きなどに支障をきたす。
- **肢節運動失行**：運動を出力する系の障害では運動がうまくできなくなる。

後年、それぞれの失行と、角回、縁上回、中心後回付近の病巣が関係すると推察しました。

●MEMO
Hugo Karl Liepmann
（フーゴ・カルル・リープマン）

彼は失行の概念とともに、右利きでの左半球の行為での優位性を示しました。失語症で有名なWernickeの助手であり、純粋語聾の

存在を明らかにしました。反ユダヤ主義の中で研究をし、戦時中自ら食事を制限し激やせするほど高潔でありましたが、後にパーキンソン病となり、自ら命を絶っています。

■失行の概念の混乱、単一道具の使用

動作・運動・行為にはピースサインなどの象徴的な行為や道具操作の身振りといった、いわゆるパントマイム的な動作、包丁など実際の(単一)道具の使用、ライターで火をつけてタバコを吸うなどの複数の物品の系列的操作といったように、様々なものがあります。

これらの運動動作の異常の中で、単一道具の使用をどうとらえるかという点で観念性失行と言う人もいれば、観念運動性失行と言う人もいる、また道具の概念がわからなくて使えないという、「概念失行」という考えを述べる人もいるという混乱があります。

また、もっと違ったとらえ方として、間違った行為(錯行為)の意味性に問題があるとして、道具の正しい選択・適応ができないときを観念性失行、間違った行為の方向やスピードなど運動性に問題のあるときを観念運動性失行と呼ぶとする考えもあります。

■日常生活・診療場面などでの症状

家族への問診で、入院中の本人がボタンを押して看護婦さんを呼ぶかどうかを尋ねてみましょう。「家内は遠慮深くて看護婦さんを呼ばないんです」などということを聞いたときは、観念性失行の存在を疑います。

このような方は往々にしてスタッフコールを押して人を呼ぶという行為・動作が困難になっています。

食事の場面も失行を見つけるのには、いい機会です。片手がそれなりに使えるはずであるのに、なかなかスプーンやお箸では食べられず、食事を手づかみで食べたりします。

整容動作でも失行はしばしば観察されます。歯磨きの場面では歯ブラシに歯磨き粉をつけられず、直接口に入れる、歯ブラシがうまく持てない、うまく歯を磨く動作ができない、水道の蛇口を操作してうまく水を出すことができない、うがいができず水を飲んでしまうなどが観察されます。

髪をとかすことも、くしがちゃんと持てず、髪をすけなかったりします。この他、シャワーや、リモコンがうまく使えなかったりすることもあります。

また、リハビリテーションの起居動作や歩行訓練などで、やってほしい動作を指示しても、どうしたらいいか困惑したり、動作の開始が遅れたり、腕や脚の構えた格好が変であったり、腕や脚を変に使ったり、動作を中断したり、一連の動作の中で順序がおかしかったりすることなどが、失行を有する方の場合はあります。

失行の状況

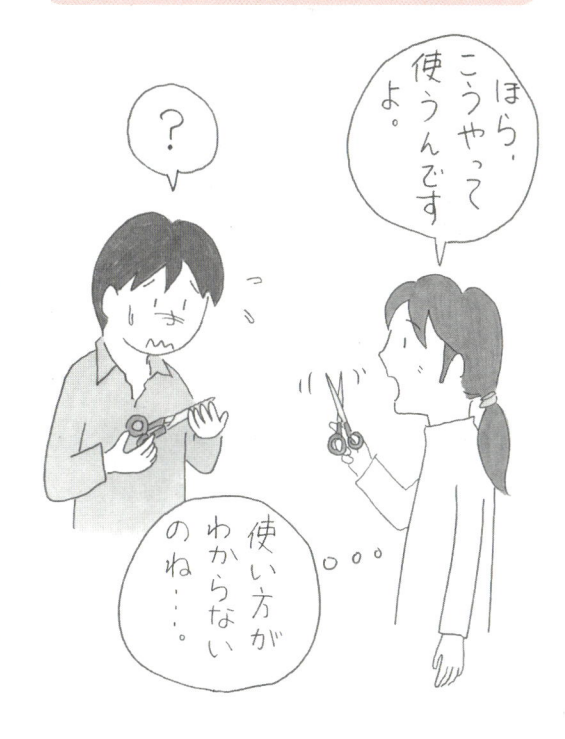

4-2 失行の概念と病巣

失行のとらえ方について、観念運動性失行、観念性失行、肢節運動失行を中心に説明します。

■観念運動性失行（観念運動失行）

観念運動性失行の特徴は、**動作の実行の中で時間的・空間的な動き方に異常をきたしている**ことです。

たとえばバイバイという身振りをさせたときに、通常では前腕を左右に大きく、ある平面上で一定に動かすわけですが、観念運動性失行では、腕を振るという動作は合っていても、小さく前後、斜め方向などに一定のリズムでなく動かしたりします。

「バイバイ」のような象徴的動きは、本来方向性やリズムが決まっているので判断できるのですが、その方向がずれてしまうという空間的誤りなどのため、本来の意味をなさなくなってしまいます。

道具の使用でも、空間的な誤りとして道具の持ち方と運動の向きの誤りを生じると同時に、道具と上肢の位置関係があやふやとなり、上肢などを道具の一部のように使ってしまうこともあります。

失行の症状を持つ方を見ていると、どうやら道具での重要な場所はなんとなくはわかっているようで、大事な部分の近くを持ち、その場所を使おうとするのですが、変な動きとなり目的が達成されない場合が多く見られます（金づちを金属部分の直下で握ったり、叩くのではなくこすったりします）。

また時間的な誤りとしては、バイバイと手を振るときにゆっくりと動かすなどがあります。

先に述べたように、Liepmannの言う「観念運動性失行」は、物品を使用しない運動と、1つの物品を対象とした運動を含んでいますが、観念運動性失行を物品使用以外の動作・運動に限定する考え（DeRenzi〔デレンチ〕）、物品を使わない社会的習慣性の高い運動に限定する（山鳥）という考えもあります。

観念運動性失行

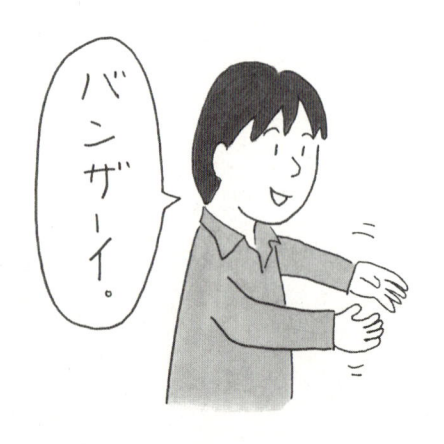

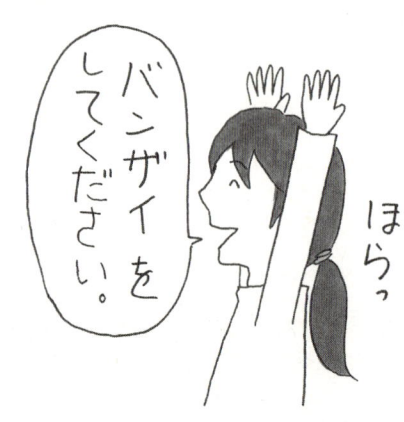

■観念運動性失行の病巣

観念運動性失行の病巣は、**左頭頂葉の縁上回近傍（縁上回、上頭頂小葉、角回など）**の障害で、空間的・時間的運動イメージが前頭前野に伝わらないために起きると考えられています。

このほかWernicke野や前頭前野の**中前頭回**も、行為を行うための言葉の意味理解や、運動の順序立てなど、病態に深く関わるとされています。これらの領域を連絡する経路も重要で、その離断（disconnection）により症状が生じたりもします。

また、関係する領域が近接していることから、Broca野やWernicke野といった言語中枢だけでなく、上方の前頭葉、頭頂葉などに病巣が広がっている失語症患者（大体は広い病巣のため重度）では、しばしば失行が合併します。特に分水嶺領域の脳の片側を縦断するような梗塞では、失行も重度です。

■観念性失行（観念失行）

先に述べたように、観念性失行についてLiepmannは、複数物品の系列動作の障害（模倣を含む）と意味づけし、単一物品の操作の問題は観念運動性失行としました。しかし、単一の道具の使用の誤りに関しては様々な要素があり、その解釈で誤りの種類が違うと考えられます。

道具の名前、使用法もわかるが空間的・時間的誤りのため道具の向き・方向性がおかしくなると観念運動性失行、道具の持つ意味がわからないために使えないとすると概念失行（意味記憶障害）（Ochipa〔オチパ〕ら）、道具の名前もわかり動きもいいが失敗するものは使用失行（山鳥）、道具の認知ができないために使えないものは多様式失認、道具の名前もわかり動きもいいが、本来と間違った対象に向かうものは観念性失行とするなど、同じ1つの物品が使えないことでも様々な状況や理解の仕方があります。

以上のように、研究者により考え方はいろいろあり話が混乱しやすいのです。現在はLiepmannの当初の考え方ではなく、単一物品あるいは複数物品での使用の障害を観念性失行とすることが一般的です。つまり、道具が使えない場合は、まずは観念性失行として考えます。

このように区分けはされますが、観念運動性失行と観念性失行はまったく別に存在するわけではなく、合併して存在することも多くあります。すなわち、物品がうまく使用できず、か

観念運動性失行と関連する部位

左頭頂葉の縁上回近傍（縁上回、上頭頂小葉、角回など）と中前頭回が関与

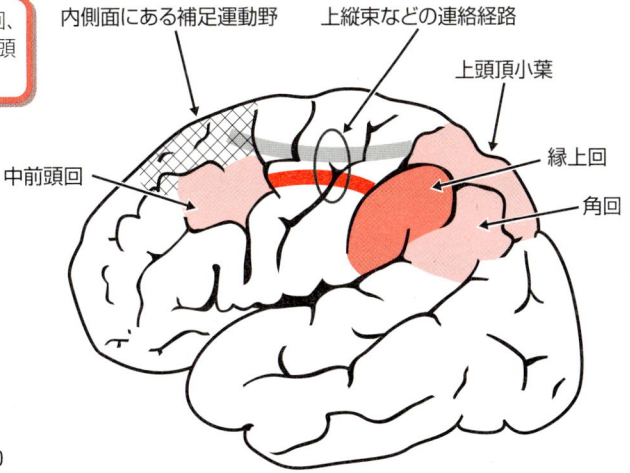

内側面にある補足運動野　上縦束などの連絡経路
中前頭回　　上頭頂小葉　縁上回　角回

症例はP.149-150

つ、運動の方向性などの空間的な誤りもあるときは、観念性失行に観念運動性失行が合併すると考えます。

こういった言葉の混乱はさておき、実際の場面でリハビリテーションと関連することとしては、「何ができないか」ということが重要です。実際の課題からのとらえ方から複数物品の使用失行、単一物品の使用失行、パントマイム失行と区分けしてとらえる考え方もあります（中川ら）。

■肢節運動失行

肢節運動失行はなかなかわかりづらいところがあり、失行と麻痺の境界域と考え、その状態を失行とは呼ばない立場の人もいます（Geschwind〔ゲシュビント〕など）。

純粋には、麻痺や感覚障害がないのに熟練動作や巧緻運動がうまくできなくなるものを言います。よく出される例としては、ポケットにすっと手がうまく入れられず、小指がひっかかったりすることや、机の上のコインをつかめないことなどが症状として提示されます。

病巣としては、**中心前回**とその近傍の**運動前野**、**中心後回**などの中心溝の前後を挟む領域が関与しているようです。

肢節運動失行では、このように動作がうまくできないという **clumsiness（クラムジネス＝拙劣さ）** が特徴とされますが、脳卒中以外でも見られることがあります。むしろ近年では大脳皮質基底核変性症という変性疾患の初期の1つの特徴として報告されています。

● 着衣失行

運動感覚に障害がないにも関わらず着衣がうまくできなくなることがあり、Brain（ブレイン）により**着衣失行**が提唱されました。体と衣服を空間的に適合できず、衣服の上下・左右・裏表の区別、ボタンかけなどに障害が出ます。主として右半球の障害で生じます。着衣失行のみが単独で起きることはなく、身体失認、構成失行、半側空間失認などを伴います。脳卒中、外傷性脳損傷だけでなく、アルツハイマー病などでもよく見られます。

Column　アフォーダンスと失行

アフォーダンスとはなかなか難しい概念ですが、環境が動物に与える意味ということで、動物と物との関係性そのものを示します。つまり、物にはそれぞれの属性があり、物自体が人にどう扱えばいいかというメッセージを発するという考えです。

たとえば「はさみ」が人に対し切るという行為を提供しているという風に考えるわけです。はさみは利き手のほうでその取っ手のところに指を入れ、指を開閉して、物を切るという動作を強います。アメリカの心理学者 Gibson の造語であり、afford「提供する、与える」という言葉に由来します。この概念自体はゲシュタルト心理学の要求特性や誘発特性などに由来しています。

何かを行うときの物品の選択に際し、意図する行動と、アフォーダンスとして物品から発せられるメッセージとしての行動が一致すれば正しい物品が選択される、その物品に対しどのように手の形を作るかなども、その物品を知覚することで誘発されると考えれば、そのメッセージを正確に理解し実行できない状況がまさに失行であるとも考えられます。

実際、ジェスチャーではうまくできないのに物品を持たせることでその運動に改善があったという例は、アフォーダンスによる改善を示唆しています。そして、同じ物品でも使い慣れ、見知った物は、よりそのメッセージを強く発する可能性があります。

前頭葉の障害で起きる道具の強制使用や環境依存症候群も、この理論で理解しやすくなります。

観念性失行

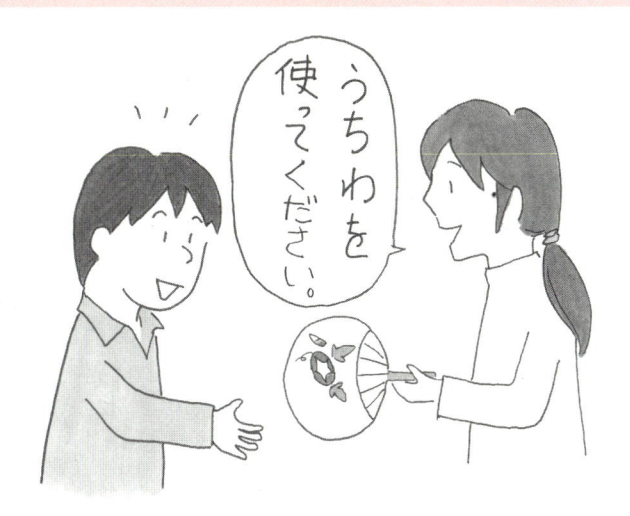

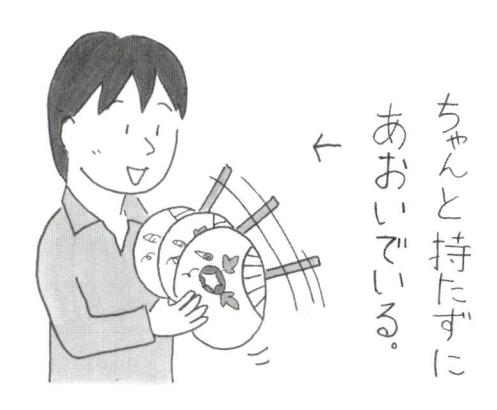

Column 構成失行（構成障害）

　構成失行という言葉がKleistt（クライスト）により最初に用いられました。構成失行は、視知覚能力や運動能力に明らかな障害がないにも関わらず、種々の物体の位置関係に関する課題を完成させたり、空間的に配置して全体的なまとまりのある形態を構成させたりする能力の障害について使われました。

　しかしこのような、図や物体を構成することに関して、行為の実行には運動的要素が必要ですが、対象の理解として感覚・知覚・認知的要素も必要であり、純粋に運動のみの要素でないことから失行と区別して分類され、最近は構成障害という言い方をします。

　構成障害の評価にはBenton（ベントン）視覚記銘検査、Rey-Osterreith（レイ・オスターリース）の複雑図形、Kohs（コース）立方体検査などが用いられます。

　頭頂葉の障害で起きることが多く、左半球と右半球の障害で差があると言われます。左半球の障害では全体の形は比較的保たれるものの、内側の細部の構成が困難であったり、構成物が単純化されたりする特徴があり、見本があれば改善する傾向があります。これに対し、右半球の障害では、個々の部分がうまく表現できても全体の構成がうまくできない、見本があっても誤りに気づきにくいなどの特徴があります。

4-3 失行の検査と評価

失行の客観的評価には、ウェスタン総合失語症検査(WAB)の下位項目の「行為」項目の部分や、標準高次動作検査(SPTA)が使用されます。

■観念性失行、観念運動性失行のスクリーニング

日常の動作や行動などから失行が疑われる場合は、以下のような検査を行います。

- **指示した動作がうまくできるか？**

  軍隊式の敬礼、バイバイ、起立する、気をつけの姿勢をとる、口笛を吹くなどの簡単な動作を行ってもらいます。

- **道具を使う動作を、実際には道具を使わずまねしてできるか？**

  金づちでたたく、ねじ回しを回すなどの身振り、エアギターなど。

- **実際に道具を正しく持って使えるか？**

  金づちの使用、はさみの使用など

- **道具を使った一連の動作ができるか？**

  急須とお茶の葉、湯のみを使ってお茶をいれられるかなど。

■肢節運動失行の検査

麻痺との鑑別は大事ですので、上肢バレー徴候の有無や筋力・握力検査を行います。明らかな麻痺がない状況で、ポケットに手を入れてもらう、ボタンをかける、机の上などに置いた硬貨や鉛筆をつかむ、お札を数えるなどの動作がうまくできるかどうかを見て判断します。

失行を客観的に評価するテストとしては、次の2つが用いられます。

■ウェスタン総合失語症検査(WAB)の下位項目の「行為」項目

ウェスタン総合失語症検査の「行為」項目の中にある、上肢での左右別々での道具を用いない動作、道具を用いる動作、複雑動作に関する課題の実行につき評価します。

それぞれの項目で、口頭命令のみでできたとき3点、模倣でできたとき2点、実物の使用で1点、できなければ0点として点数化します。

■標準高次動作検査(SPTA)

標準高次動作性検査では、大項目として顔面動作、物品を使用する顔面動作、上肢の慣習的動作、上肢手指の構成・模倣、上肢の道具を用いない動作、上肢の連続的動作、上肢・着衣動作、上肢の物品を扱う動作(物品使用と模倣)、系列的動作、下肢での物品を扱う動作、上肢での描画(自発・模倣)、積木構成の13項目があります。

この検査では、できたかできなかったかだけではなく、錯行為、無定形反応、保続、無反応、拙劣、修正行為、開始の遅延、動作を言語化するなど、どういった行動をしたかという反応など、反応の質も評価されます。

この検査では観念性運動失行、観念性失行のほか、構成障害、口顔面失行、着衣失行などの有無につき評価ができます。

検査結果の評価は、日本高次脳機能障害学会のホームページよりダウンロードできる、プロフィールの自動表示ソフトが便利です。

4-4 失行のリハビリテーションと支援

失行のリハビリテーションは、日常の生活動作を主体に行われます。道具などの正しい使い方を教え、手順を簡素化したりしてできることを増やします。

■失行のリハビリテーションでの問題点と手技

失行のリハビリテーションにおいては、2つの問題点があります。一般に失行では右片麻痺を伴っていることが多く、元来利き手でない手で実施しなくてはいけないという点と、失語症も合併しやすく、指示理解が十分にできない方々が多いという点です。

つまりもともと不器用な手がさらに不器用になっているということと、コミュニケーションが困難であり、そもそも失行のことを説明してもうまく本人に伝えられない、やってほしい動作をうまく伝えられないといったことが起きてしまいます。

このような状況下で行われる治療的手技は、いくつかあります。低下した機能をひたすら反復して行う**機能改善型治療**、特別な道具の導入などによる**能力補填型治療**、手順を絵カードや写真などにして具体的な手順の手がかりを示す**環境調整型治療**、動作や行為を分解して少しの部分ずつできるようにしていき、まとめていく**行動変容型治療**、言葉にあまり問題がない場合は言葉にして口で言わせながらそのことを実行させるなどの**能力代償型治療**などに分類されます。

いずれの治療方法にしろ失行でのリハビリの目的は、単純に上肢機能の回復だけでなく、いかに日常的行為が少しでも可能となるかということです。

■日常生活動作を通したリハビリ

先に述べたように、失行にはいくつかの種類があるのですが、日常生活の中で、特に問題となるのは道具を使用するときに起こる観念性失行です。リハビリでは本人のできないことをよく把握し、日常慣れ親しんでいる生活動作を主体に行います。

顔を洗う、歯を磨く、髪をとかすなどの実践の中で、うまくできないときには正しい手の動かし方、道具の持ち方の指導から始め、反復してやってもらいます。

場合によっては、自宅から普段使い慣れたものを持ってきてもらうことでうまくいく場合もあります。失行のある方には、なじみのないものは余計に使い勝手が悪いようです。

このほか、着替えや、トイレの動作時のズボンの上げ下げ、その他一連の動作などでも指導が必要となることが多くあります。服などでは前後ろや、左右のどちらか必要な部分が目立つように印をつけるとか、実際の操作方法を細かく指導したりすることは当たり前ですが、さらに、手順をわかりやすく書いて渡したり、写真などで図示したりして確実な動作をうまく誘導するようにします。先に述べたように、1つひとつの手順を自分で言葉として発しながら行わせ、徐々に言葉を減らしていくというやり方もあります。

◼︎動作を分割したり、簡単なものから行わせる

トイレに入ってから出るまでの、排泄に伴う一連の系列動作として行うものは、動作を区切って分割し、徐々にできる部分を増やしていくようにします。また、単一物品の扱いから複数物品というように、簡単なものから複雑なものに移行していきます。

使用自体がわからない場合、あるいは観念運動性失行があって、運動の方向性・時間性が崩れている場合は、間違った動作をそのままさせず、手を添えるなどして正しい方向に運動を誘導することも大切です。また、言語的な手がかりを同時に与えることもよいとされます（とんとん叩くとか、ぐっと押すとか）。系列動作の訓練としては調理訓練も有用な1つの方法とされます。

失行は比較的よくなることも多いのですが、ずっと残る場合もあります。箸、スプーンを使うのが難しいときは、食事の際に道具を使わずおにぎりにして持って食べるようにするなどの工夫も必要となります。歯磨きでも、磨くという動作が観念運動性失行の合併により方向や力の加減がうまくできない場合は、電動歯ブラシの導入も有効となる場合もあります。

また、起居動作・歩行のリハビリでも失行がある場合には、そういった状況を十分に理解して、ただ立ってください、歩いてくださいと指示してやらせるのではなく、正しい方向への手足の導きも重要です。

いろいろな動作を習得するのに他の人よりも時間がかかり、より反復させることが必要であることを頭の中に置いておきましょう。

失行のリハビリテーション

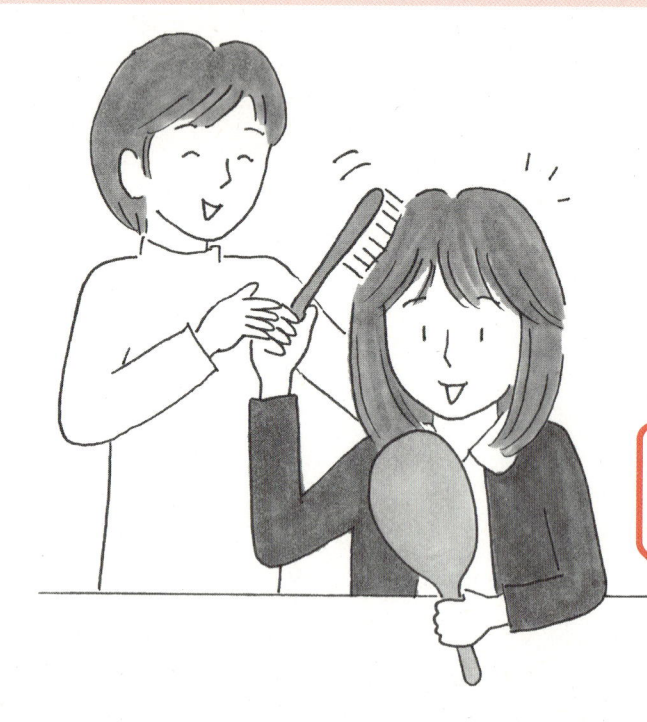

日常生活動作がうまくできないときは、道具の正しい持ち方、正しい手の動かし方の指導から始めます。

chapter 5

失認

　私たちは、普段ものを見たり、音を聞いたりして意識しなくても、それが何であるのか判別しています。このような当たり前に判別できていたことができなくなる状態を失認と呼びます。

　このような失認には、どのようなものが含まれるのでしょうか。脳の中で失認に関係するところはどこにあるのでしょうか。そして、どのような検査やリハビリテーションが行われるのでしょうか。

5-1 失認とは
——さまざまな認知の障害と病巣

失認という言葉は、①見たり、聞いたり、触ったりというそれぞれの感覚での認知がうまくできなくなる、いわゆる単感覚での認知の障害、②顔や風景といった特徴を持つものの認知の障害、③体という部分の認識がうまくできなくなったり、病気により起きた症状そのものが認識できなくなったりする障害に対して使われます。

失認とはある感覚を通して物が認識できない障害を言います。視覚、聴覚などの感覚が主たるものですが、顔や町並の認知、体・病気・病態の認知も含まれます。

■ 視覚や聴覚などそれぞれの感覚での認知の障害

ある特定の感覚での認知が困難となった状態であり、感覚器の障害、知能障害、失語、注意障害によらないものを指します。

たとえば視覚的な情報処理に問題があり、物を見てそれが何であるかよくわからないが、声を聞いたり触ったりするとわかる状態を**視覚失認**と呼びます。

視覚失認には、見えているものを1つのまとまった形にまとめることができない**統覚型視覚失認**と、形態の認知はできても意味につなげられない**連合型視覚失認**があります。前者は模写ができず、後者は模写はできてもそれが何かはわかりません。それぞれの責任病巣は**脳後部のびまん性損傷、両側側頭・後頭接合部下部**とされています。このほか、わかっていても名前だけが言えないときには**視覚失語**とされることもあります。

視覚失認

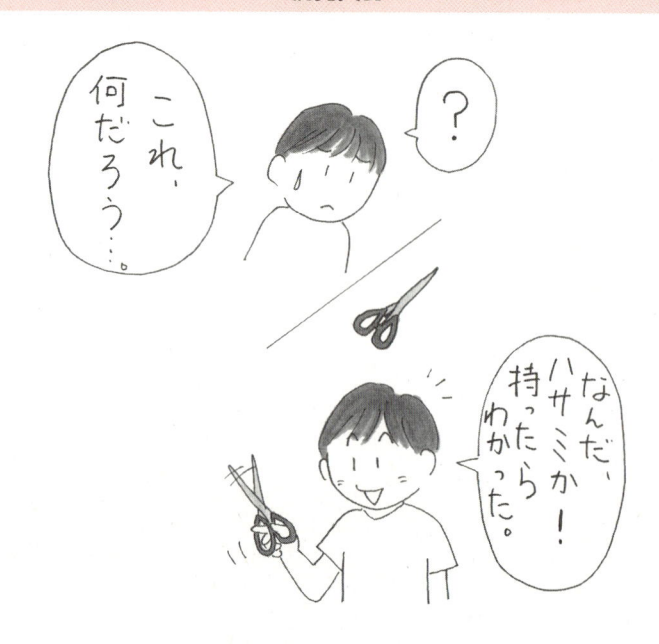

また、聴覚的な情報処理に問題があり、人の話や、環境の雑音、音楽などを聞いていて、音は聞こえても内容がよくわからないという状態を**聴覚失認**と呼びます。

このほか、物に触ってだけでは何なのかよくわからない状態を**触覚失認**と呼びます。

特定の特徴を持つものなどに関する認知の障害

人の顔の区別がうまくできなくなったりする**相貌失認**や、見慣れた町の風景がわからなくなったりする**街並失認**という、通常は変わることの少ない特徴のある人間の顔や、いわば「街の顔」というものの認知が不良となる場合もあります。

● 相貌失認

明らかな視覚障害がないのに、熟知した有名人、知人の顔を同定できなくなります。

「人の顔が皆同じように見え、区別できない」「人の顔だけ曇りガラスや湯けむりを通して見ている感じ」などと訴えます。

知らない人の相貌の弁別・学習障害を起こす統覚型と、顔特異的で弁別は多少可能である連合型に分けられます。**両側後頭葉、右＞左側頭葉底面**の病変で起こるとされます。

先天的に相貌認知が不良な人々は存在し、人口の2％程度に存在するとも言われます。なかなか人の顔が覚えられないという方はそうかもしれません。

● 街並失認・道順障害

建物の形を認知することはでき、熟知した道順はわかるのに、知っているはずの指標となる建物がわからなくなります。知っている場所の地図や見取り図は描いて説明することはできることもあります。見慣れた町の風景も「初めて」と感じて訴えたりします。新たな街並としての建物などを覚えることが困難となり、新しい場所の地図、見取り図を描くことは困難になります。相貌失認を同時に認めることもあります。このような障害は**右側の海馬傍回**に責任病巣があり、海馬傍回で側頭後頭葉内側と海馬の連絡が絶たれ、視覚の認知と記憶の回路が分断されるためとされます

似たような障害として、**道順障害**があります。

相貌失認とは

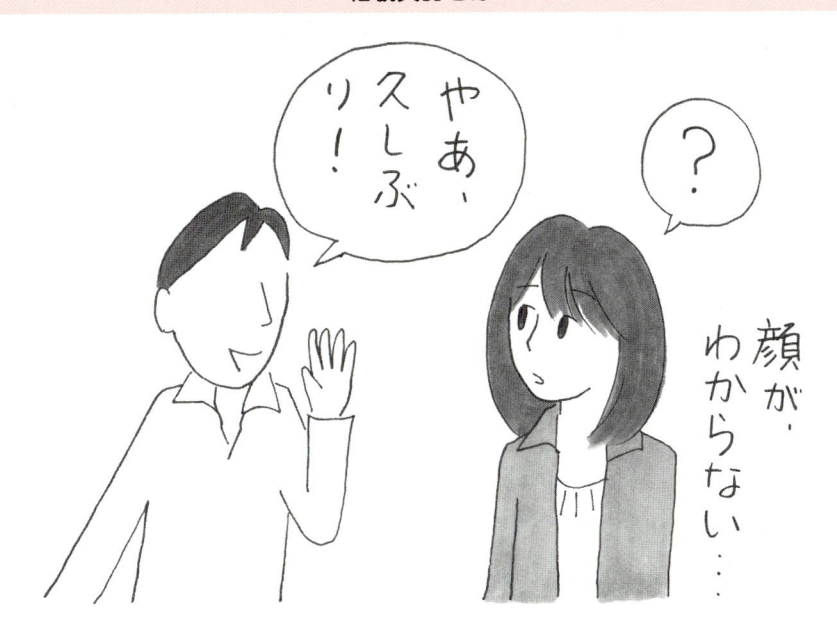

5-1 失認とは

これは、風景はわかり、自分がどこにいるかもわかるのですが、どっちに何があるかわからなくなります。いわゆる方向音痴の状態です。「駅に行きたいのだが、周囲の建物は見覚えがあるのに自分がどっちに行けばいいかわからない」などと訴え、知っている場所でも新しい場所でも、その場所の位置関係の説明などが困難となってしまいます。右あるいは左、**両側性脳梁膨大後部**が責任病巣として報告されており、頭頂後頭葉内側と海馬の連絡が絶たれるためとされます（症例はP.151）。

✚ 身体や病気の認知の障害

このほか、病気そのものと病気による症状の認識がない**病態失認**と呼ばれる病態や、自分の体がどこにあるのかわからなくなる**身体失認**もあります。

● 病態失認

麻痺した腕がよくわからないと訴えるときに、自分の体が定位できず、どこにあるのかわからないという**身体意識の障害**と、麻痺していることから認識できていない**病態認知の障害**という2つの場合があります。

先に出てきた「病態失認」という言葉は、しばしば混乱を招きます。これは定義に曖昧な点があるからです。つまり狭義には**片麻痺の否認**（Babinski〔ババンスキー〕）という状態に限って使われるのですが、広義には病気そのものと、病気による状態への認識の障害に対して使用され、運動の麻痺のみならず、視覚障害（盲）、失語に対しても使用されます。

失語症や失行などの解釈でもそうですが、原典に忠実に考えすぎる人々がいて「それは原著と違う……」と混乱するのが世の常です。

● 広義の病態失認

 麻痺に対して……左片麻痺
 言語能力に対して……Wernicke失語
 視覚に対して……Anton症候群
 健忘に対して……Alzheimer病、前頭葉障害
 空間認知に対して……左半側空間失認

● 身体失認

「身体失認」ではいろいろな場合があります。単純な身体失認として、一般には自己の体の半身を同定できない定位困難や、あたかもそこが

身体パラフレニーとは

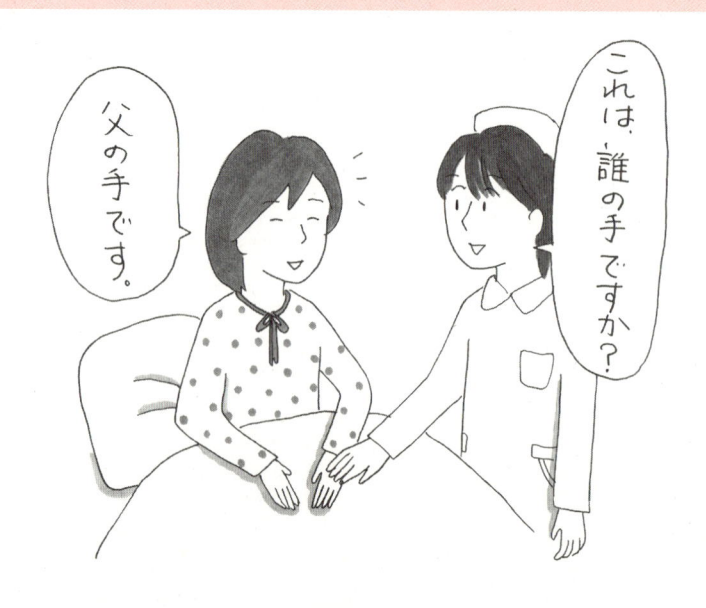

「父の手です。」

「これは、誰の手ですか？」

ないかのように無視したりすることが起きたりします。この現象は「**片側身体失認**」と呼ばれ感覚障害などのために患側に注意が十分に向けられない、あるいは無視が起きている状態です。急性期には半身の状態の変化を意識しつつ、なくなった、取れてしまった、もう一本手があるなどの奇妙な訴えをする場合もあります。また、身体図式障害として、自己の姿勢そのものや、運動空間的な位置の定位困難が起き、自分の体がどの辺にどのような格好であるのかがわからなくなったりもします。

体の部分の定位（たとえば膝や親指といった体のパーツ）が困難となるときもあり、「**身体部位失認**」と呼ばれます。

● 身体パラフレニー

「病態失認」としての「身体失認」として、麻痺側の手足を自分のものでないと否認する場合もあります。自分でその手を確認させたり、触らせたりしても、ときには赤ん坊の手であるとか、夫の手であるとか奇妙なことを主張することもあり「**身体パラフレニー**」と呼ばれます。この症状は、聞いてみないとわかりません。

ゲルストマン症候群

身体部位失認の中では手指の認識が曖昧となる Gerstmann（ゲルストマン）症候群が有名です。**手指失認**のほかに、**左右失認**、**失書**、**失算**を加えた4症状を示し、責任病巣は**左半球角回周辺**とされています。

この症候群は時間の経過で症状が変化していくことが多く、失語の合併も少なからずあり、また必ずしもこの4症状がそろわないことから、症候群とすることに問題提起する立場もあります。しかし、典型例の報告や、脳を電極で刺激することで症状が再現されたとする報告もあります。

重要なことは、このような一見直接関係のないような機能が近接して存在しているということです。数を数えるのに手近で便利なので指を折るというのではなく、機能部位が近接し数と指が対応しやすいということが関係しているのかもしれません。

また、小児でもきわめてまれに、このような症状を呈する場合があり、発達性ゲルストマン症候群と呼ばれます。字を書いたり、計算を習うことをきっかけに発見され、多くは構成障害や読みの障害も伴うようです。

> **📖 MEMO**
>
> **手指失認**
>
> 手指のそれぞれの同定が困難な状態は以前より報告されていましたが、Gerstmann がその重要性を強調しました。自分あるいは他人の左右の指それぞれについて識別・呼称したり、選択・区別・提示することができないか、困難な状況を言います。病巣としては右半球、左半球障害いずれでも出現します。失語との関連があるともされます。
>
> **左右見当識障害（左右失認）**
>
> 自分あるいは対面している人の身体などでの、左右の判断が正しくできない状態をいいます。
>
> 健常者でもときにあります。女性には比較的多いように思われ、男性は運転していて、女性のナビゲーションに悩まされることがあります。右を指しながら「そこを左に」とか言われて慌てた経験は決して少なくないと思います。脳損傷患者では多く見られますが、局在性は明らかではありません。
>
> **失算**
>
> 文字通り計算がうまくできなくなります。失算には数字の意味がわからなくなる場合や、計算の意味がわからなくなる場合などがあります。
>
> 計算には左右の頭頂葉の角回、頭頂間溝、上頭頂小葉が関与しますが、足し算、かけ算、引き算、割り算それぞれで活用部位の違いがあるようです（Rosenberg-Lee ら）。計算障害といって、暗算や数の概念の理解が困難な学習障害には、頭頂間溝が関係するようです。

■日常生活・診療場面などでの症状

　視覚的な情報の処理でうまくできない視覚失認の症状として、廊下や階段は歩けるし模写もできるが、そこにあるものが何だかわからない、食べ物も口に入れるまで何だかわからないなどのことが起きます。比較的多いものでは、人の顔を見ても区別がつかない、誰だかよくわからないが声を聞くとわかる**相貌失認**、物品を見ても何だかわからないが触るとわかる**物体失認**、見慣れた風景や街並がわからなくなる**街並失認**があります。

　しかしこのような症状を自分から訴えることは少なく、眼鏡が合わないとか、なんとなくぼやけてよくわからないとかだけ訴え、具体的なことは検査や評価でようやくはっきりすることが多くあります。

　聴覚的な問題では、話し言葉が極端に理解できない**純粋語聾**、動物の鳴き声やエンジン音が何だかよくわからない**環境音失認**、音楽を聞いても何の曲かわからなくなったり、音程が外れて聞こえたり、楽器が演奏できなくなったりする**失音楽症**などがあり、その症状は多岐に及びますので、そのような訴えがあるときには、それぞれについてチェックします。

　身体失認が疑われる方には、「あなたの左の腕はどこにありますか」と質問をしてみます。身体失認のある方では、「左手がどこかに行ってしまった」と答えたり、動かない手を「自分の手ではありません。他人の手です」と言い張ったり、麻痺があるのに「こうやったら動きます」と反対の手で動かしたり、「もう一本腕が生えている」などの奇妙な答えが返ってきます。

　病態失認が疑われる場合には、「あなたはどこが悪くて入院していますか？　体に不自由なところはありますか？」と聞いてみます。明らかな症状があっても、「別にどこも悪くない」と答えが返ってくるときは、今後大変だなと覚悟して、病態認知の向上あるいは病識を持つように話をします。悪いと思っていないところを治すのは大変です。

　また、正確には病態失認とは言えないかもしれませんが、自分の障害である麻痺の程度や、できている実態を訓練や日常生活を通して十分に理解できない場合もあります。

　たとえば、「動けない」「うまく歩けない」という状況を、現実の生活に当てはめて考えられず、少し歩けるようになっただけで、「来週から復職します」、「地下鉄に乗って会社まで行きます」、「大丈夫です。私は家に帰れば一人で歩けますから」などと平然と話される方もいます。

　一見普通のように見えても、現実の状況と、自分の実状との乖離に気がつくことができない方を見ることは、決して少なくはありません。

Column　バビンスキー、ババンスキー

　Joseph Babinski はバビンスキー反射で有名です。錐体路という運動の経路が障害されると、この反射が見られます。

　日本ではバビンスキーと呼ばれますが、正確にはババンスキーです。彼は細かく観察し、妥協せず正しいことを追求した臨床神経学者で、彼が患者を見に来るときには周りの医師が緊張したようです。

　たくさんの臨床的観察に基づく論文を書いていますが、片麻痺を無視・否認する患者に対し anosognosia（病態失認）という言葉を用いました。彼の偉大さゆえに、この広い意味を持つ言葉の使用が、後に若干の混乱を招くこととなりました。

5.2 失認の検査と評価

視覚や聴力に問題がない、失語がないことなどを明らかにしてから、失認の検査は行われます。

■視覚失認の検査と評価

視覚失認の診断をする際には、視力障害、失語や記憶障害など他の高次脳機能に問題がないことを、まず示す必要があります。

視覚失認のスクリーニングとしては、物品の認識として、実物の呼称、物品の絵の呼称、網かけなどで絵の全体像を妨害し提示した場合の呼称につき評価します。また、写真を使用した顔の認識、見慣れた風景の認知や模写やイメージからの描画なども行われます。

このような病態の検査としては**標準高次視知覚検査(VPTA)**があります。視知覚障害や視覚失認だけでなく、空間認知の障害もチェックします。

検査項目は、視知覚の基本機能、物体画像認知、相貌認知、色彩認知、シンボル認知、視空間認知、地誌的見当識の7つの項目につき115枚の図版を用いて検査がされます。それぞれの検査につき評価がされますが、得点のみではなく、具体的な反応の記載、反応のスピードや間違いなどが記録されます。全体的な何ができて何がうまくできなかったかというプロフィール図が作られます。総合得点や、カットオフのような点数はありません。

このような質問を通して、視覚といってもどのようなところに問題があるのか、そもそも視覚失認があるのかなどを評価します。プロフィール作製には、日本高次脳機能障害学会のホームページからソフトウェアをダウンロードできます。

■聴覚失認の検査と評価

聴覚失認でも聴力障害や失語症がないことを確かめた上で、検査を実施します。**語音の認知検査**、**環境音認知検査**、**音楽認知検査 Wertheim-Botez のテストバッテリー**などがあります。

■身体失認・病態失認の検査と評価

身体失認や病態失認では、先に述べたようにいくつかの質問をすることで、ある程度は明らかとなります。

さらに細かく判断する場合は、身体失認では体の部位を言葉で指示して患者の自分の体の部位を指してもらう、自分の体ではなく身体の図式でのその部分を指してもらう、身体の部位に対応する図形を探すといった検査や、身体の部分の図を見せて自分の体を指してもらうなどの検査を行い、言葉での体の認識・同定、視覚的な形での体の認識・同定のいずれに問題があるかを調べます。言葉だけで間違いを示す場合は、失語である可能性があります。

病態失認においては片麻痺の失認では、0：一般的な質問で障害を話す、1：腕の力に関して質問されたときに障害を話す、2：神経学的検査などで異常がはっきりしたときに初めて障害を認める、3：いかなる場合でも障害を認めないといった簡易的な分類(Bisiach〔ビシアッチ〕ら)もありますが、一般的ではありません。定型的な障害の程度に関しての評価尺度はありません。

5.3 失認のリハビリテーションと支援

失認と呼ばれるものには様々なものがあり、認知過程の問題点を考慮し、リハビリテーションが行われます。

■視覚失認のリハビリテーション

失認には様々な病態があり、感覚系からの入力の認知過程のどこに問題があるかを評価し、それに沿ったリハビリテーションが行われます。

視覚失認や相貌失認では、写真や線画の認知が不良でも、実際の物や顔の認知は比較的できることもあります。顔の認知が不良でも、わからないのは顔だけで、髪型や声などで人物の同定は可能となることが多く、対人関係の多い職業でなければ、大きな問題とならないこともあります。視覚失認では、知覚型では形がまったくわからなくなり、机上の検査では、なかなか点数的に改善しないことも多くあります。しかし、徐々に実際の物を同定する能力は高まる例もあるようです。

単純に物品を反復して見せることでも視覚的認知の向上を招くとされており、物品を見せてその名前を覚えさせる練習は、ある程度の効果はあるようです。しかし、見る角度が変わるだけで認知できない場合もあり、絵カードなどではその同定ができても、実際の物品への応用は困難のことも多いようです。

また、視覚失認などでは、物の全体を見るということがうまくできていない例もあり、視線を向ける練習もリハビリテーションとして行われます。上下左右と視線をいろいろな方向に向け、その範囲を広げる練習をします。

日常生活の工夫としては、自分の持ち物はわかりやすく同じ色に統一し、場所を定め、決まった場所に決まったものを置き、使用していく方法などが試みられます。

■身体失認・病態失認のリハビリテーション

身体失認では、根気よく注意を上肢に向けさせ、その認識を高めるため、近位部から触らせたり、視覚的に確認させたりします。急性期にはなかなか認識が上がらないことも多く、ある程度時間の経過が必要です。

身体パラフレニーの「自分の手ではない」という訴えは急性期で消えることが多いのですが、持続するときもあります。一般には覚醒レベルの改善と平行して症状が軽減することが多く、全般的な覚醒レベルの上昇に向けた訓練も症状の改善には有効です。

病態失認でも、先の身体失認と同様に、覚醒レベルや注意力が向上するとともに改善することが多く経験されますので、一般的な注意障害の向上を目指したアプローチが重要です。

また、重度な病態失認ではないものの、自己の状態と現実社会の状況をうまく一致させられないときには、ただ無理だと話すのではなく、中途半端な復職などはその人にとり利益にならず、むしろマイナスになることなどを説明したりして、信頼関係を崩すことなくうまく生活に復帰できるように配慮しましょう。

ゲルストマン症候群での手指失認、左右失認は比較的自然経過のなかで改善していくことが多く、また軽度の障害が残っても大きな問題となることはあまりないようです。

chapter 6

知能障害

　ヒトには知能と呼ばれるものがあります。知能というのは人間がうまく生活し、生きていくのに必要です。いろいろな状況でこのような機能が損なわれる場合、あるいは発達の過程でうまく培われない場合などがあります。

　知能はどのように評価されるのでしょうか。そしてそのリハビリテーションにはどのような方法があり、支援が行われるのでしょうか。

6-1 知能・知能障害とは

高次脳機能障害における知能障害とはどんな状態を言うのでしょうか。精神発達遅滞、知的障害、発達障害などとの違いを述べます。

■知能とは何か

「知能指数」とか「人工知能」とか知能という言葉はよく用いられますが、知能とはなんでしょうか。

「記憶力がいいと頭がいい」とか言いますが、記憶力＝知能ではありません。総合的な知的能力としてとらえられ、抽象的な思考能力、学習する能力、環境に対する適応力がその主体です。つまり、変化する状況の中で過去の間違いを踏まえつつ、よりよい方向性を見つけ、そのときの最良の答えを見つけ実行する力です。

このような力が損なわれ、正しく答えにたどり着けない状態を「**知能障害**」と言います。その中には、別項の高次脳機能障害によるものも多数含まれます。しかし、失語症のように言語機能の低下により、質問の意味がよくわからずに答えられないとか、空間無視や構成能力の障害のために、ある部分だけが際立ってできないときなどは知能障害とは言わず、あくまでも全般的な低下を指します。

先天的な疾患や、周産期障害、後天的な脳挫傷や、脳卒中でも知能障害は起きますが、先天的疾患、周産期障害のように、一定の学習が起きる前に低下がある場合は、**精神発達遅滞**と呼ばれます。また、ほぼ同義語として、行政の用語としては、18歳以下の発達期に知的低下があり、日常生活に支障をきたし特別の援助を要する方を**知的障害**と言います。

また、学習障害や、注意欠陥多動性障害（ADHD）、高機能自閉症・アスペルガー症候群などの広汎性発達障害など発達障害と呼ばれる脳の機能障害もあります。学習障害と呼ばれる方々の中には類いまれな才能を有する方も多く、一般で言う知能障害には含まれないことが多いです。

■認知症での知能障害

これらに対し、**認知症**と呼ばれる状態は、このような知的機能がいったん獲得された後、後天的に記憶を中心として全般的に障害された状態で、日常生活をこなしていくことが困難な状態を指します。認知症では、それまで獲得された数学的な能力や知識などが徐々に低下し、いわゆる知能が記憶力の低下とともに見られます。

認知症の原因は、一般にはアルツハイマー病などの**変性疾患**と呼ばれる、改善することなく進行していく病態や、脳血管性病変が増加するにつれ悪化する**脳血管性認知症**が多いとされますが、ほかにも次のようなものがあります。

・レビー小体型認知症、前頭側頭型認知症という変性疾患
・甲状腺機能低下症などのホルモンの異常
・プリオンが原因となるクロイツフェルト・ヤコブ病などの疾患
・低酸素性脳症などで一気に脳の神経細胞が障害を受けてしまい、認知症となるケース

また、正常圧水頭症という脳脊髄液の循環不全から起きる疾患が原因となることもあります。この場合、治療が可能なケースもあります。

6-1 知能・知能障害とは

■ 高次脳機能障害と知能障害

高次脳機能障害でも、急性期には多数の機能が同時に損なわれたりして、いわゆる知能検査などで低下が認められることは少なくありません。

しかし、高次脳機能障害では後天的にある出来事が脳に起きて、その部分的な機能が損なわれますが、その後その障害に対して、脳の修復とともに改善する部分が必ずあります。

つまり、進行性に悪化することはなく、症状を的確に診断し、対処すれば、症状そのものの改善が期待できるということと、また機能不全が残った場合にその対処方法を習得して生活を変化させていく必要があることなどから、認知症とは区別して扱われます。急激な外傷や、単発の脳卒中などで障害が起きた場合は、時間がかかってもその症状への治療アプローチをすること、リハビリテーションが必要です。

もちろん高次脳機能障害でも、同時に種々の機能が損なわれていると、継続して記憶障害を中心として感情障害としての問題行動を起こすこともあり、認知症と思われる状況になる場合も多くあります。そして、残念ながらその症状が重度で改善しなかった場合は、最終的には認知症という病名になります。

■ 高次脳機能障害社は認知症になりやすいか？

高次脳機能障害のある人が、他の人に比べて認知症に移行しやすいかどうかは、完全には明らかになってはいませんが、アメリカの退役軍人28万人を対象にした調査では、外傷性脳損傷は認知症のリスクを2倍にするという報告もあります（Yaffeら）。

認知症の発症自体を完全に防ぐことはできませんが、よく言われるように家の中に引っ込むことなく、外に出て体を動かし、いろいろなものに積極的に興味を持つような生活をしましょう。

■ 日常生活・診療場面などでの症状

質問に対しうまく解答を見つけ答えられなかったり、課題をうまく遂行できなかったりします。単純に覚え、習ったことがうまくできなかったりします。以前は簡単にできていた計算ができなくなったり、抽象的な概念がうまく扱えなくなったり、常識的な事柄が答えられなくなったりします。

Column 高次脳機能障害での成人病・脳卒中などの予防

高次脳機能障害では、他の人に比べ脳の機能を担っている部分の損傷があり、その代償を他の部分が行っていたりします。損傷部以外の負担が大きいため、たとえ高次脳機能障害の原因が脳の外傷による方でも、また若い方でも、高血圧や糖尿病などの脳卒中の危険因子となるものがある場合は、できるだけ早期からの治療をお勧めします。

脳卒中が原因で高次脳機能障害になった患者さんは、再発予防が最優先事項となります。普通の人ではたいしたことがないような脳卒中でも、高次脳機能障害がすでにある場合には、大きな影響を示す場合もあります。現在の脳機能を保護するためにも、新しい損傷を起こさないように健康管理をしていく必要があります。

6-2 知能の評価

知能（知的機能）の評価は実際にはなかなか困難な点がありますが、一般には机上の検査として複雑な多種類の検査を組み合わせたものや、言語を使わない簡易なものなど様々なものが使われます。

■ウェクスラー成人知能検査改訂版（WAIS-R　ウェイス　アール）

6つの言語性検査（一般常識に関する質問をする「知識」、数字の順唱と逆唱で注意・集中などを判断する「数唱」、単語の意味を問う「単語」、計算力を評価する「算数」、社会通念に関する問いかけをする「理解」、2つのものの類似性を聞き、抽象的言語理解を調べる「類似」）と、5つの動作性検査（絵の不足を指摘する「絵画完成」、漫画カードをストーリーがつながるように並べる「絵画配列」、手本と同じ形を作る「積木模様」、人形などのパズルを完成させる「組み合わせ」、規則に従い数を符号にする「符号」）から構成されます。

粗点という得点を評価点に変換し、言語性IQ（VIQ）、動作性IQ（PIQ）、全IQ（FIQ）を出します。

検査は16歳から74歳までは標準化されており、それぞれの年齢層に換算する数値があります。

成人の平均IQは100であり、85～115の間に2/3の人が位置します。言語性IQと動作性IQには大きな差がないのが通常で、大体10点位の差です。しかし失語症のある場合は、動作性に比して言語性がかなり低かったり、失行や空間構成の認知能力が低下していると、動作性の低下が目立ったりします。

この検査は2005年に改訂され、現在は次のWAIS-Ⅲが用いられます。

■WAIS-Ⅲ成人知能検査（ウェイス・スリー）

今までよく用いられたWAIS-Rは、現在さらに改訂されWAIS-Ⅲとなり、2006年より日本語版が利用可能となり、知能の評価に用いられています。

WAIS-Ⅲでは、WAIS-Rの11項目に加え、新しく「群指数」という点での把握や解釈がふえました。検査項目としては「行列推理」「記号探し」「語音整列」という検査項目が付け加えられ、全部で14項目の検査構成となりました。

また、高齢化社会に対応するため、適用年齢が大幅に拡大され、提示される図版の大型・カラー化や、時代に合わなくなった問題内容の修正などが行われています。16歳から89歳まで適応年齢は広がり、現代社会の高齢化に対応しています。

言語性IQ、動作性IQ、全検査IQの3つのIQに加え、「言語理解（VC）」「知覚統合（PO）」「作動記憶（WM）」「処理速度（PS）」の4つの群指数という点数化がされ、より多面的な把握や解釈が可能となっています。

「言語理解」とは、言語の理解力、言葉による思考力、言語による表現力を意味しています。

「知覚統合」とは、主として視覚的な理解力を示し、いくつかの刺激や情報の関連性を理解する能力や、視覚と運動を協力させて課題を解く力を意味します。

「作動記憶」とは、一度だけ聞いた言葉や数字を、そのまま数秒～数10秒の短い間記憶して

おく(短期記憶)力や、その短期記憶で保存された情報を使用し、計算などの作業をする力を意味しています。

「処理速度」とは、一瞬見た絵などを覚えておく(視覚的短期記憶)力や、そうした視覚的短期記憶を使って作業をする力と、そのスピードを意味しています。

IQは平均的な点数をとったときに100点となるように各年齢、職業別に数値化されており、半分くらいの人は90～109点に入ります。IQ100と90には臨床的な差としての意義はありません。通常の知能障害では言語性と動作性に大きな差はないことが多く、大体45歳以上では10点以内です。例えば言語性が極端に低いときは失語症の存在が疑われたり、動作性が極端に低い場合は失行の存在が疑われたり、このほか、発達障害が疑われたりします。FIQで何点以下が認知症であるという定義はなく、70～79点は境界域で、69点以下は知能障害とします。

言語理解(VC)、知覚統合(PO)、作動記憶(WM)、処理速度(PS)といった群指数も平均的な成績をとると100点となるようになっており、90～109点が平均的な範囲です。

5歳から16歳11カ月までの年齢には、WISC-Ⅲという子供用の検査が用いられます。

WAIS-Ⅲの検査見本

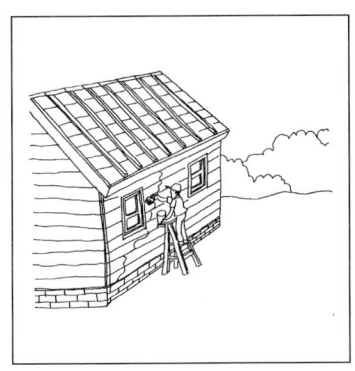

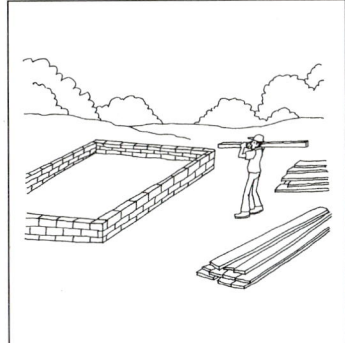

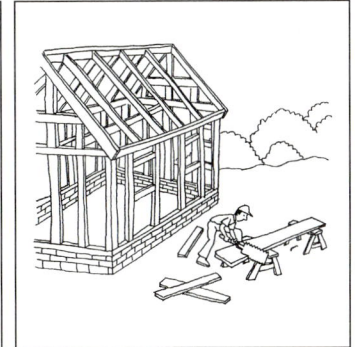

3つの絵カードを見て、その順番を考えます。

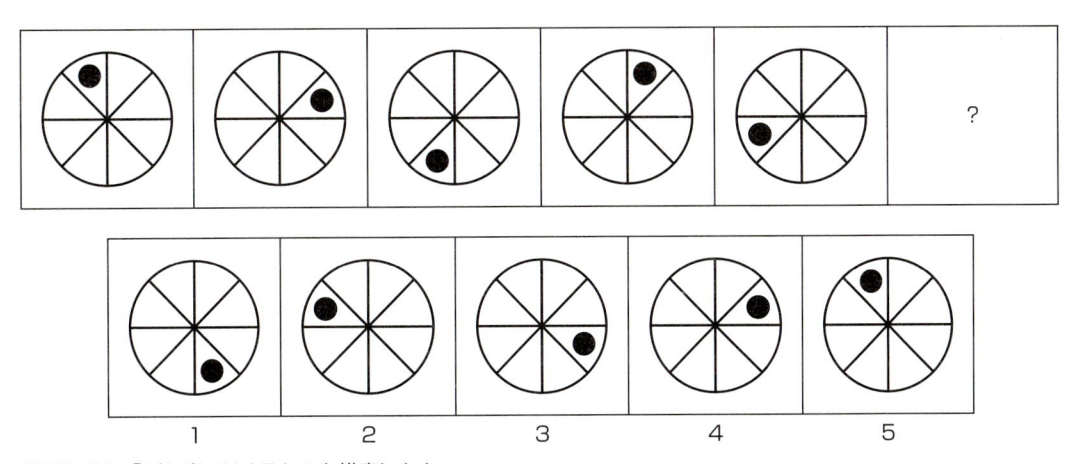

法則を考え、「?」に当てはまるものを推察します。

6-2 知能の評価

■ 長谷川式簡易知能評価スケール改訂版（HDS-R）

外来などで簡単に評価する方法です。慣れれば10分くらいで検査が可能です。

知能として、見当識という日時・場所の認識、記銘と記憶の再生（言語・視覚）、計算、逆唱、言語の流暢性につき点数化して、全般的な知的能力を評価します。30点満点で20点以下は認知機能低下・認知症が疑われます。

長谷川式簡易知能評価スケール改訂版（HDS-R）の実際

質問1	お歳はいくつですか？	2年までの誤差は正解。
質問2	今日は何年ですか？ 何月ですか？ 何日ですか？ 何曜日ですか？	それぞれ正解なら1点、4個とも正解なら4点。
質問3	私達が今いるところはどこですか？	ヒントなしに自発的に正解が言えれば2点。5秒おいて、「家ですか？」「病院ですか？」「施設ですか？」の中から正しい選択をすれば1点。
質問4	これから言う3つの言葉を言ってみてください。「桜・猫・電車」（検者が言った後すぐに被検者に答えてもらえばよい）。あとでまた聞きますのでよく覚えておいてください。	それぞれ正解なら1点。
質問5	100－7は？（不正解ならこれで打ち切る。0点）、93－7は？	それぞれ正解なら1点、2個とも正解なら2点。
質問6	私がこれから言う数字を逆から言ってみてください。 「6-8-2」（不正解ならこれで打ち切り0点、2-8-6と言えれば正解で1点で4桁に挑戦） 「3-5-2-9」	それぞれ正解なら1点、2個とも正解なら2点。
質問7	先ほど（質問4）覚えてもらった言葉をもう一度言ってみてください。	自発的に（ヒントなしに）回答があれば各2点（3つともヒントなしに言えれば6点）。もし回答がなければ以下のヒントを与え、思い出せれば各1点、ヒントを出しても思い出せなければ0点。 ヒント：植物、動物、乗り物
質問8	これから5つの物を見せます。それを隠しますので何があったか言ってください。	5つの物は相互に無関係な物を選ぶこと。たとえば、メガネ・ペン・手帳・はんこ・時計など。思い出せた個数が点数となる。
質問9	知っている野菜の名前を10個言ってください。	10秒間発語がなければ、そこで終了。5個までは0点、6個言えたら1点、7個なら2点、8個なら3点、9個なら4点、10個言えれば5点。

■Mini-Mental State Examination；MMSE（ミニメンタル）

Folstein（フォルスタイン）らにより開発され、世界的に用いられている簡易検査です。簡易版で世界的な標準検査としては、こちらが用いられます。この検査も10分くらいでできます。

季節・日付と場所に関する見当識、物品の記銘と遅延再生、計算、物品認知、口頭命令動作、復唱、読字、書字、図形模写に関する質問があります。23点以下では認知機能低下・認知症が疑われますが、70代では約9％、80代では約18％が23点以下の得点であると報告されています。

■Kohs（コース）立方体組み合わせ検査

WAIS-Rの積木問題に似ています。各面に青・白・赤・黄・赤白・青黄の色模様が描かれた立法体を組み合わせて課題の模様を作ります。

17題あり、それぞれに完成するまでの制限時間が決められています。そして、完成までにかかった時間により点数に重みづけがされており、難しいものができると、点数は高得点となります。

言語を使わない検査であり、失語症の患者などで用いられますが、空間認知・形体構成という特殊な一面を用いた知能評価です。

総得点から換算した年齢を年齢で割り、100倍してIQを算出します。年齢相応であれば100ということになります。

Kohs（コース）立方体組み合わせ検査

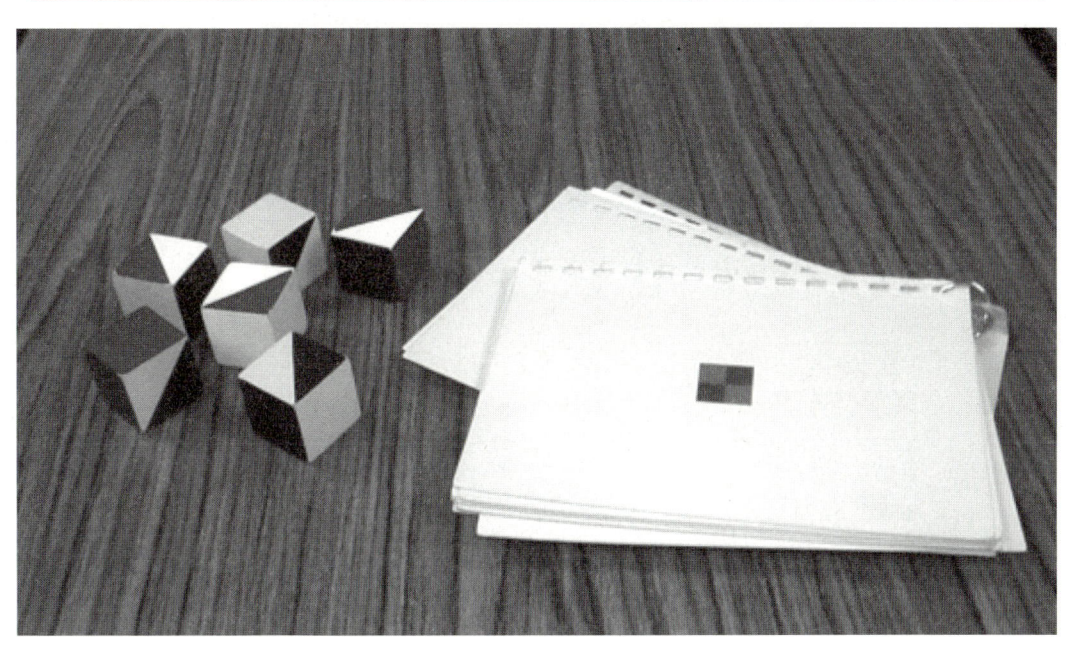

指定された絵柄どおりに立方体の配置を考えて完成させます。

▉Raven（レーブン）色彩マトリックス検査（RCPM）

1つの図形の一部が抜けており、その下に提示された6つの図形からそこに当てはまるものを選んでいく検査です。全体の模様を見て法則性などから答えを導く推理能力が必要となります。

これも言語を用いない検査です。36題あり満点は36点で、60代では平均29.2点、70代では26.9点、80代では24.9点です。24点以下は低下と考えます。WAIS-Rとの相関も比較的高くあります。

> **●MEMO**
> **時計描画検査**
> 認知症を診断するときにアナログ式の時計を書いてもらう検査をします。まず○を書き、次に時計の文字盤の数字を書いてもらいます。そして10時10分を針を書き、示してもらいます。円が時計を描く大きさにうまく書けるか、文字盤の数字が間違いなく配置できるか、短針、長針の長さや正しい配置ができるかなどで評価します。

Raven（レーブン）色彩マトリックス検査

A7

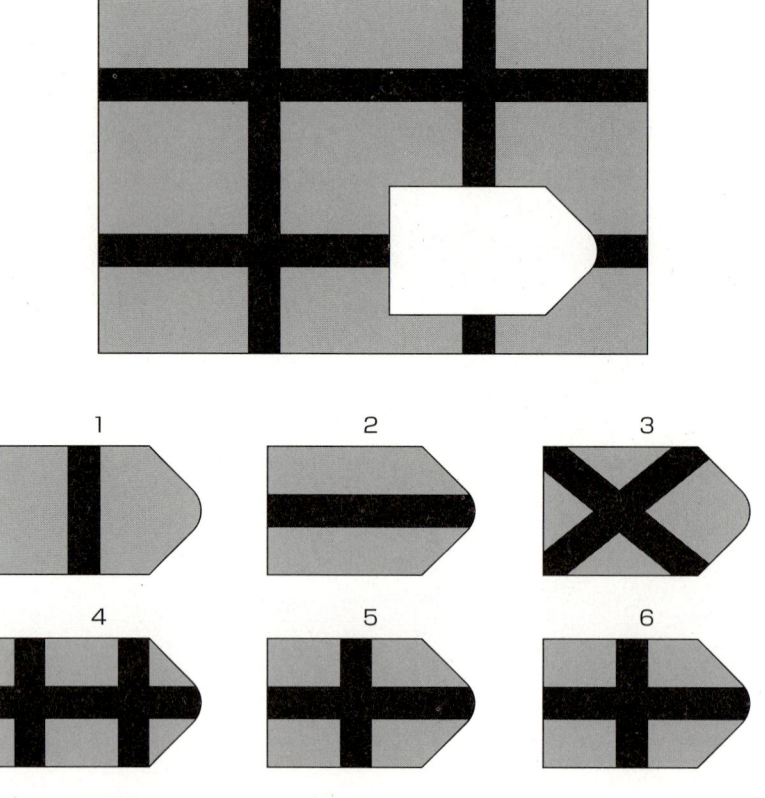

抜けている図柄とぴったり合うものを選びます。

6-3 知能障害と認知症への リハビリテーションと支援

前頭葉の機能障害が基盤にある場合は、注意障害、記憶障害など個々の問題点に対してもアプローチしていきます。

■知能障害の改善を目指すには

知能障害・知的低下などと表現されますが、様々な高次脳機能の中でもいわゆる前頭葉を中心とする脳の情報処理の機能不全とも言えます。

遂行機能障害、注意障害、記憶障害などを基本としており、それらに伴い計算障害などの数字を扱う力も同時に障害されたりもします。

しかし、いわゆる前頭葉障害では、先のWAIS-Rや長谷川式簡易知能評価スケール改訂版では異常を示さない場合もあり、少なくとも前頭葉障害＝知能障害という訳ではありません。

前頭葉の機能障害を基盤に知能障害をきたしたときには、注意障害、記憶障害など個々の問題点に対しアプローチをしていき、機能の改善を目指します。別項のそれぞれのリハビリを参照してください。

■認知症での問題点・支援

認知症では知能障害・知的障害だけでなく、空間認知の障害や、言語理解の低下など様々な機能が低下してきます。同時に、徘徊や暴力行為や介護への抵抗などの、周辺症状と呼ばれる種々の問題が加わってきます。

記憶の障害が基盤となり、単に忘れるだけでなく何度も同じことを聞いたり、事実誤認をしたり、実際には起きていないことをあたかもあったことのように話をしたり、また、物を盗られたなどの妄想につながる場合があります。このような症状がひどくなると、周辺症状という問題行動に発展してしまいます。

問題行動に発展する場合は、その人の環境などとの不適合（突然の入院や子供との同居など）や、立場の逆転（親なのに子供に怒られるなど）などがきっかけになることが多いようです。

個々の問題点に対しアプローチする

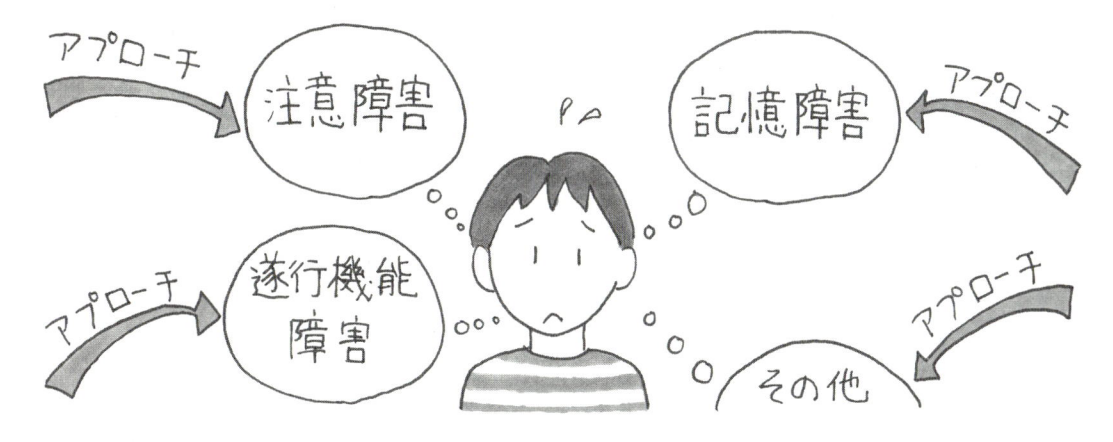

6-3 知能障害と認知症へのリハビリテーションと支援

何回言ってもうまくいかないときには、なかなか仏の顔も続けることができないものです（もともと仏の顔は3度までです）。しかし、認知症の方は記憶障害のため、1回だけの怒った鬼の顔の印象だけが尾をひいてしまうこともあります。できる範囲で結構ですので、できるだけ鬼にはならないようにしましょう。別に本人だって好きで認知症になったわけでもなく、誰が悪いわけでもありません。厄介な病気なのです。

認知症の人は周囲に敏感なところがあり、一所懸命自分の居場所を探しているところがあります。本人が安心できるような味方が必要なのです。

しかし難しいのは、認知症の人と近しい人ほど、遠慮なく辛くあたられたり、妄想の対象になったりしやすいということです。多分認知症の方がこれくらいはわかってくれと求めていることに、近い立場の人間はなかなか気づくことができず、気を損ねてしまうようです。

このような認知症などでは知的機能の低下に伴い、しばしば見当識という時間や場所などの認知がうまくできなくなります。見当識の低下に対しては話の中で季節の話をしたり、周囲の木々や花の状況を一緒に見たり、カレンダーを目立つ場所に置いたり、毎日、日付を確認したりします。単なる当て物のクイズではなく、実際の生活に沿っての話がよいと思われます（「今日は何月何日ですか」ではなく「今日はデイサービスに行く日だけど何曜日でしたっけ？」「外は桜の花が咲いていますが何月くらいでしょうかねー？」など）。

認知症の中でも、アルツハイマー型認知症では、いくつかの薬物がその進行を遅くすることが可能であり、使用されています。その他の原因の認知症でも、一部の薬剤の効果が示唆されていますが、医療保険制度の中では使用できません。夜間せん妄という、夕方から夜にかけて混乱が激しかったり、妄想が強かったりして介護が困難な場合は、精神科的な薬を使用する場合もあります。

Column　発達障害と学習障害

発達障害は「自閉症、アスペルガー症候群その他の広汎性発達障害、学習障害、注意欠陥多動性障害その他これに類する脳機能の障害であってその症状が通常低年齢において発現するもの」と定義され、発達障害者支援法が2005年に制定されました。その原因の特定はできていないものの、やる気の問題ではなく、脳の機能の問題であり、適切な教育のもとでそれに応じた学習能力が発揮しうるものとされます。

いっぽう、学習障害（LD）は、アメリカの連邦合同委員会が出した定義では「学習障害とは、聞く、話し、書き、推理する能力、算数の能力を取得したりするのが著しく困難な、様々な問題群の呼び名である。そのような問題は、先天性の中枢神経の働きの障害によるものと考えられる。学習障害は、他の障害（たとえば、感覚の障害、精神遅滞、社会性や情緒の障害など）や不適切な環境（文化的な違い、教育不備など）からも生じるが、そのような障害や環境から直接生じるものではない」となっています。

基本的には、全般的な知的な発達に問題はないものの、聞く、話す、読む、書く、計算するあるいは推論する能力とその使用に関して、著しい困難を示す状態を指し、ディスレクシアと呼ばれます。すべての分野ではなく、1つあるいはそれ以上の特定分野に困難を生じます。

読むこと、書くことだけなどに問題を起こすことが多く、文字を混同したり、逆から読んだりしてしまいます。通常のCT、MRIなどの画像検査では、異常は明らかとはなりません。俳優のトム・クルーズさんやオーランド・ブルームさんがディスレクシアであるのは有名です。

chapter 7

注意障害

　注意力がないという表現は、1つのことに集中できないとか、雑であるというようなことを意味します。このような状態や、持続したり、いくつかのことを同時にこなしたりすることが難しい状態を注意障害と呼びます。

　注意にはいったいどのようなものがあり、その障害で何が起きるのでしょうか。脳の中で注意障害に関係するところはどこにあるのでしょうか。そして、どのような検査やリハビリテーションが行われるのでしょうか。

7-1 注意障害とは

注意障害で言われる「注意」とは、周りの様々な状況に対して自分に必要な刺激や情報を選択して利用し、言動に一貫性と柔軟性を持たせている処理機能を言います。集中力という意味だけではありません。

■覚醒水準

注意が保たれるためにはどれくらいはっきり目覚めているか、つまり覚醒がどの程度であるかという**覚醒水準(ビジランス)**が深く関わります。一般的に覚醒水準が保たれている状態とは、刺激に反応するための準備・警戒状態にあるということです。従って覚醒水準が低下していると、当然周りへの注意は十分とはなりません。眠い人に話しかけても上の空であるのと同じことです。

■全般性注意障害と方向性注意障害

注意障害には、全般的な注意機能が障害される**全般性注意障害**と、**方向性注意障害**として**半側空間無視**がありますが、単に注意障害と言う場合は全般性注意障害のことを言います。半側空間無視については次章にて述べます。

注意障害は単独で存在することより、いわゆる遂行機能障害や、半側空間無視、失語症などに合併して存在することが多く、この障害の改善は他の症状の改善にもつながります。

■注意の種類と障害

注意には以下のような種類があり、それぞれの障害では次のような症状に対しています。

● **持続的注意**
ある一定時間、あるものに対し反応を続ける持続能力。
障害されると→注意を続けられず、ずっと同じ課題をこなせない、ミスが増える。

● **選択的注意**
多くの刺激の中から重要なものを選び出すように集中する力。
障害されると→いろいろなものに反応し注意が他にそれ、関係ないことに引き込まれる。

● **転換的注意(注意の転換性)**
現在反応しているものから別のものに乗り換えていく能力。
障害されると→何かをやっていると、他のことができない。

● **配分的注意**
複数の事柄などに同時に注意を配分する能力(均等にかあるいは個別に重みづけして)。
障害されると→同時に2つのことを処理できない。

■日常生活・診療場面などでの症状

注意障害がある場合には、日常生活や、診察をしていても集中できず、落ち着きがなく、話をしていても話題がずれていきます。

リハビリテーションの課題の実行でもすぐ飽きて中断し、長続きがしない、効率が悪く時間がかかるしミスも多いなどの点が観察されます。

指示をしても脱抑制的で勝手であり、ずっと話をし続けて、こちらの指示することを聞いてくれなかったりもします。また周囲の声や動きに注意がそれやすく、リハビリテーションの課題を実行させていても、他人がやっていること

が気になり声をかけたりします。

　何かが気になると、そのことがなかなか頭から離れなくなったりします。課題をやってもらうために幾度となく声かけ、指示を繰り返す必要があったりもします。起きてはいるのですが、なんとなくぼーっとしていて、すぐにあくびをしたりもします。複数のことを同時に進行できなかったりするために、家事での料理など手際よくこなせなくなったりします。

　このように、多岐にわたる問題点が観察されます。

　急性期や回復期での入院生活では、注意障害がある方では多くは3つの状態が混在していることで苦労します。

　1つは話をしていてもなんとなくぼーっとしていて反応が悪いという覚醒の低さです。このため、座位訓練や、臥位での訓練ですぐに寝てしまったりします。

　もう1つは、多弁で何かを話し出すと止まらずずっと話し続け、話題も深まることなくどんどん変わっていき、なかなか課題遂行までたどり着かないということです。一種の躁状態のようになりますが、深みのない話がほとんどです。

　さらに、あることが気になると、それがなかなか頭から離れず、同じ要求を繰り返し、それに答えるまでやめません。たとえばトイレが気になりだすと、スタッフコールをし続け、トイレに行ってベッドに帰ったかと思うとまた呼ぶということを何十回も繰り返したりします。転換能力の低下から固執傾向となります。

注意の種類

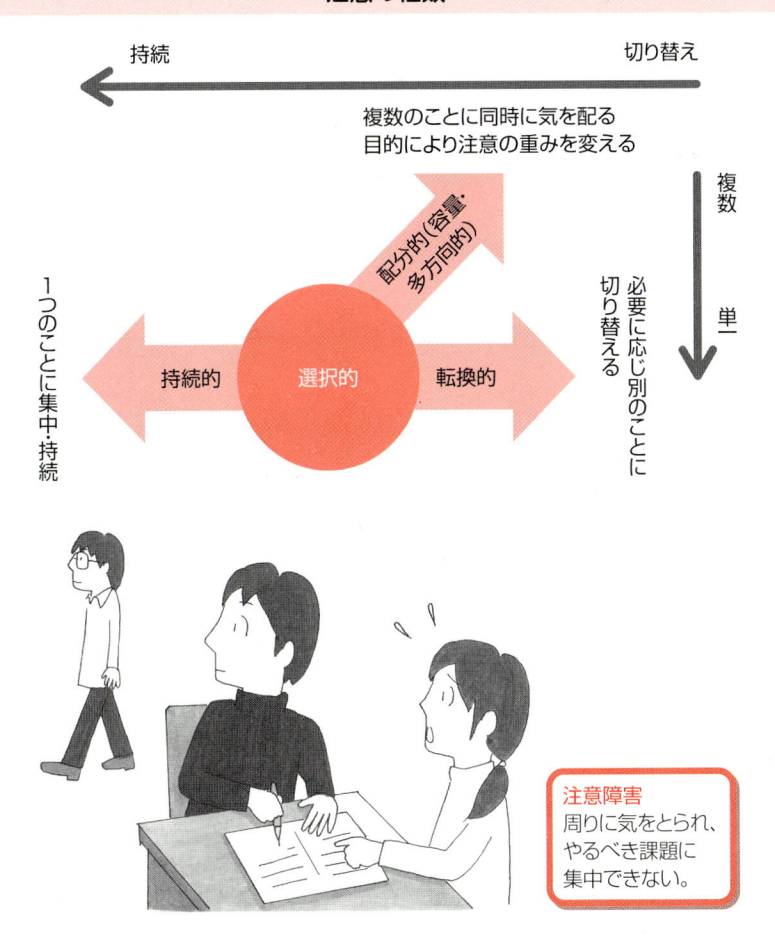

持続 ← 切り替え

複数のことに同時に気を配る
目的により注意の重みを変える

配分的（容量・多方向的）

1つのことに集中・持続　持続的　選択的　転換的　必要に応じ別のことに切り替える

複数 → 単一

注意障害
周りに気をとられ、やるべき課題に集中できない。

7.2 注意障害の機序と病巣

注意機能に関わる領域は多岐にわたります。さらに上位で機能を制御する領域の存在が、おそらく前頭葉にあると推定されています。

■ 注意障害は右半球の損傷で出現しやすい

他の障害に比べ、注意障害ではその症状と1対1に対応する局在という意味でははっきりしないことが多いのですが、大脳皮質、特に前頭前野や基底核、視床、脳幹網様体などでのネットワークが関係しており、持続性注意には脳幹網様体や辺縁系による覚醒・動機づけが深く関わり、選択的注意には視床や頭頂葉などが関与し、転換・配分的注意には前頭前野が関わっているとされます。

注意には、その機能を制御するさらに上位の、おそらく前頭葉にある制御機能の存在が推定されており、通常でない場面でのその場に応じた適切な行動を選択するのに、作業記憶とともに使用されていると考えられています。

また、注意の障害は、右半球の損傷でより出現しやすいことが知られており、右半球損傷の1つの特徴ともいえます。

注意障害の病巣

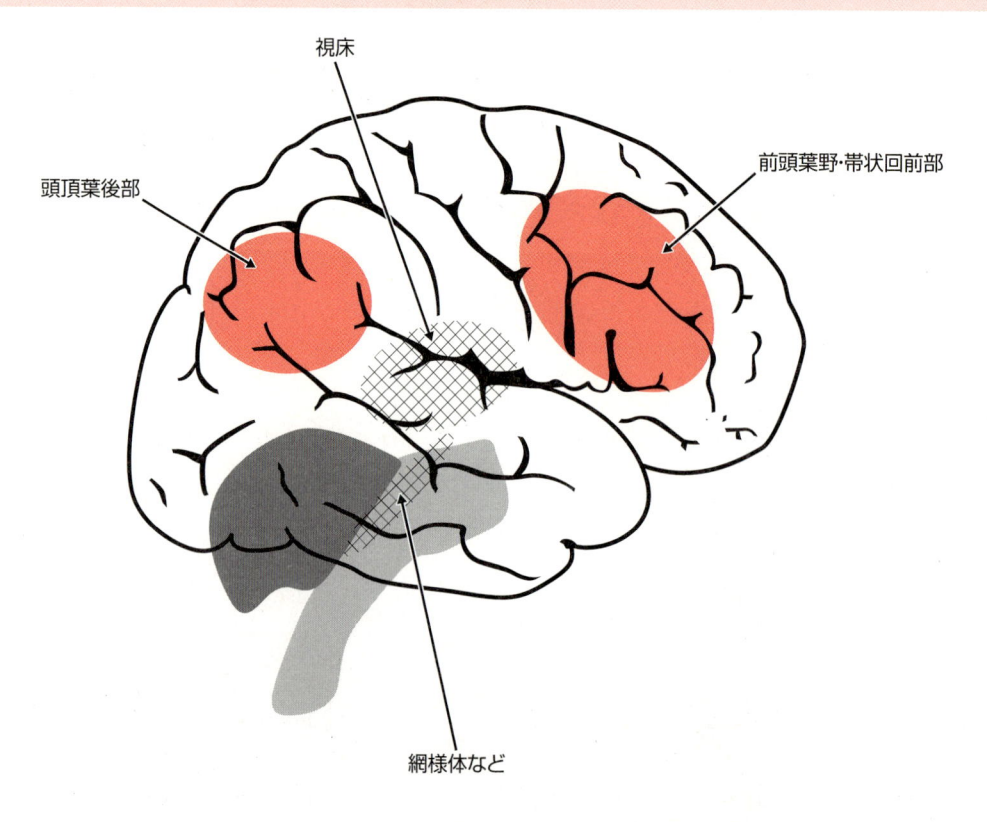

- 視床
- 頭頂葉後部
- 前頭葉野・帯状回前部
- 網様体など

7.3 注意障害の検査と評価

注意障害の検査では視覚性の検査と聴覚性の検査があります。

■視覚性検査

● 抹消検査

主として半側空間無視のときに用いられるものですが、持続的注意と選択的注意の評価に使用可能とされています。**数字抹消検査**と**ひらがな抹消検査**があります。

数字抹消検査は 52 列 6 行に並んだ数字の中から、「3」を左から右、上から下に消していきます。1 列に 19 個「3」があります。

ひらがな抹消では、同様に仮名を配列し、「か」を消していきます。見落とした数、別のものを消した数、正答率、所用時間を検討します。

D-CAT 注意機能スクリーニング検査と呼ばれる数字抹消検査もあります。ランダムに並んだ数字の中から特定の数字を抹消します。1 文字、2 文字、3 文字の抹消を 3 回施行し、各回の作業量、見落とし率、各回での作業の変化率、間違いの数につき検討します。5 分くらいで施行可能です。

● かなひろい検査

一連の文章を 2 分間読みながら、決まった文字(たとえば「あ・い・う・え・お」)に印を入れていきます。転換的注意の評価に使用されます。

● Trail Making Test
（トレイル　メイキング　テスト）

PartA と PartB があり、それぞれ TMT-A、TMT-B と呼ばれることもあります。

PartA はランダムに配列された 1 から 25 までの数字を順に結んでいくもので、PartB は 1 から 25 までの数字と、「あ」から「し」までのひらがながランダムに配列され、数字・ひらがなと交互に結んでいくものです。PartA は選択的注意の、PartB は分配的注意の評価に用いられます。

検査に用いられる図は完全に標準化されているわけではなく、縦型のオリジナルの図や、それを改変したもの、鹿島らによる横型の日本語版が使われています。

正常と異常のはっきりとした境は決められてはいませんが、鹿島らの図版では、A、B でそれぞれ、30 歳代では 70.9 秒、90.1 秒、40 歳代では 87.2 秒、121.2 秒、50 歳代では 109.3 秒、150.2 秒、60 歳代では 157.6 秒、216.2 秒が平均値です(鹿島ら)。

このほか Part B − Part A (Δ TMT) などの数値も評価に用いられます。Part B の数値は、前頭前野背外側部の機能低下と関連が示唆されています。

● Modified Stroop (ストループ) Test

前頭葉機能検査としてよく用いられます。

Part Ⅰ、Ⅱ、Ⅲ があり、Ⅰ では赤、緑、黄、青の 4 種類の丸の色を答える課題、Ⅱ では単漢字の色を答える課題、Ⅲ では色名の漢字が実際とは違う色で書かれており、色名を言うという課題です。かかった時間と間違いの数で評価します。

色に集中して、漢字名という別の意味を抑制する必要があり、選択的注意の評価として用いられることもあります。左前頭葉や、両側前頭葉内側部の障害での低下が示唆されています。

Trail Making Test で使われる図と検査の実際

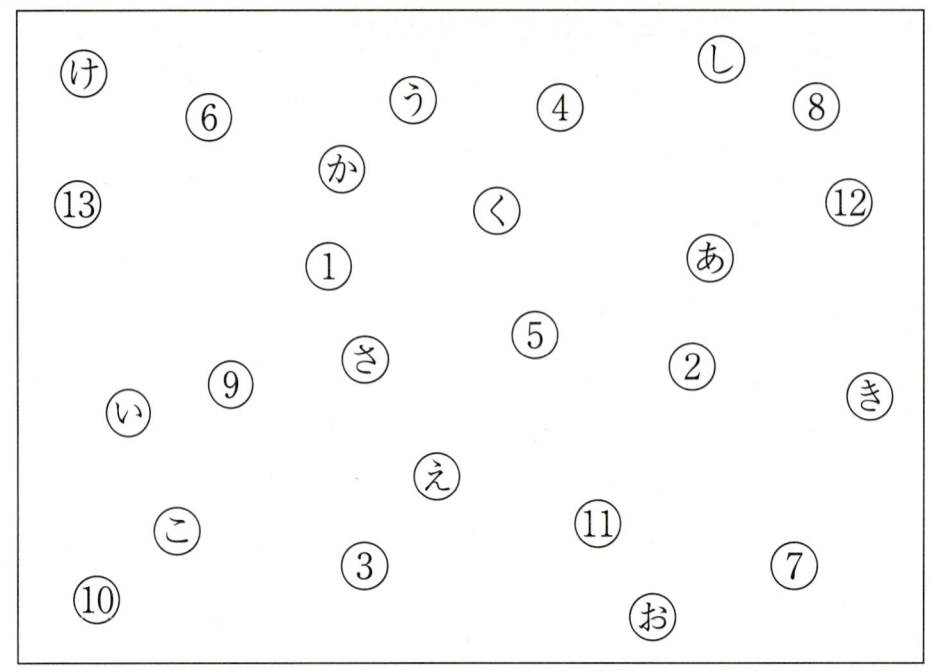

1→あ→2→い→3というように、数字とかなを交互に、順番に線で結んでいきます。

■ 聴覚性検査

● 等速打叩検査

鉛筆で1秒に1回の速さで10秒間叩かせ、30回行います。平均打数と反応野動揺性で評価します。持続的注意の評価に用いられます。

健常群（平均59.5歳）では平均打数が9.4±1.5で反応動揺度は0.6±0.1とされています。

● Audio-monitor method

「ト、ド、ポ、コ、ゴ」の音をランダムに発生させ「ト」のときに反応をみます。

● Paced Auditory Serial Addition Task (PASAT)

Part1では1秒間隔で、Part2では2秒間隔で、1ケタの数字61個を、前の数字と新しく言われた数字を順に足していきます。解答60個の正答数で評価します。

健常群（40歳代）では、正答数がPart1で24.7±9.9、part2で34.8±12.1です。

分配的注意の評価に用いられます。

● CAT（Clinical Assessment for Attention）（標準注意検査法）

上記のいろいろな要素を含んだ総合的な検査です。7つの下位検査より構成されます。すべて施行するのには時間がかかります。

1) Span

数唱と視覚性スパンとで成り立ちます。一般的な注意と、短期記憶などが関与します。

2) Cancellation and Detection Test（抹消・検出課題）

視覚性抹消課題と聴覚性検出課題とで成り立ちます。選択的注意の検査です。

3) Symbol Digit Modalities Test (SDMT)

9つの記号に対応する数字を制限時間内にできるだけ多く記入させます。

4) Memory Updating Test（記憶更新検査）

検者が口頭提示する数列の内、末尾3桁または4桁のみを被検者に復唱させます。

5) Paced Auditory Serial Addition Test (PASAT)

先に解説したように連続的に聴覚呈示される1桁の数字について、前後の数字を順次暗算で足していくテストです。

6) Position Stroop Test（上中下検査）

Modified Stroop testでは漢字と色ですが、本検査では検査用用紙の上段・中段・下段に、「上・中・下」という漢字がランダムに1文字ずつ配置されています。この漢字の意味に惑わされずに、漢字の位置を言わせるテストです。

7) Continuous Performance Test (CPT)

パソコンを使い、3つの課題の検査を行います。

1. 反応時間課題（Simple Reaction Time；SRT課題）：数字の「7」が、1～2秒のランダムな間隔で、1秒間に80回表示され、表示されるたびに、素早くキーを押すテストです。

2. X課題：1～9までの数字が400回ランダムに表示され、「7」が表示されたときにだけ、素早くキーを押すテストです。

3. AX課題：1～9までの数字が400回ランダムに表示され、「3」の直後に「7」が表示されたときにだけ、素早くキーを押すテストです。

3）～6）は注意の配分的注意、転換的注意を中心とし、ワーキングメモリーが関与します。6）は前頭葉が関与する葛藤の中での制御についての評価となります。7）には持続的注意が関与します。

それぞれの検査での検査結果は、それぞれの検査の正常域が示されたプロフィール表にプロットされて報告されます。日本高次脳機能障害学会のホームページよりダウンロードできる、プロフィールの自動表示ソフトなどが便利です。

Column　ペーシング（Pacing）障害

動作が性急でせっかち、不用心で短絡的で、危なっかしい状況を指します（宮森）。注意障害のある方でよく見られ、移乗時などにうまく動けないのにいきなり動いたりして、転倒の危険性が高くあります。検査方法としては時計という字を3回ゆっくり書かせる書字検査（3分以上が正常）や、80cmの四角形を2分間ゆっくりなぞる図形のトレース検査（右手は359mm以上、左手は369mm以上が正常）があります。

7-4 注意障害のリハビリテーションと支援

注意のどの部分が損なわれているか、検査結果の分析をもとに、リハビリテーションが行われます。

■ 趣味や本人の好みを取り入れて持続しやすい課題を選ぶ

注意障害へのリハビリテーションは、先の注意のどのような部分がより強く損なわれているかを分析し、持続性の障害であるとか転換性の障害であるとかを判断します。

そして、その要素に関しての集中的なリハビリテーションが行われますが、単独の障害のみであることはなく、種々の注意障害が入り混じって存在しています。自覚がないことがほとんどで、訓練の意味などの説明も必要です。

先に述べたように、急性期から回復期にリハビリを行うときには3つの状態が混在しています。

1つは**覚醒の低さ**、1つは**多弁**、1つは**固執**です。どれもが注意障害そのものの症状なのですが、しっかりと課題を提示し、声かけしながら覚醒レベルを上げて課題に取り組ませることと、話をうまく切り上げ、課題の変換について来させるテクニックも必要です。相手のペースに合わせてゆっくりと話を聞いて待っていると、それだけで時間が過ぎてしまいます。

■ その人に合った環境の設定

また、注意障害が重度の場合は、周囲の人や物に反応してしまうこともあり、周りに来た人にやたら声をかけたり、行動を中断してしまったりします。このようなときは当人を隔離し、周囲からの刺激の少ない静かな環境で行う必要があるときもあります。

しかし、静かな環境では逆に覚醒が低下してしまうときもあり、相手の覚醒を上げるように興味のあることから始めたり、何回も課題を説明したり、理解しているか確認したりします。そして1つひとつの課題を確実に実行させるように誘導していきます。状況によっては逆に小グループでの活動などがよい場合もあります。

このように、その人の状況をよく理解し訓練を設定していく必要があります。

■ まずは覚醒から

注意の力を向上させるためには、まずは覚醒をしっかりさせることが第一です。このためには、いわゆる脳損傷では**易疲労性**(神経疲労)という状況があることを理解し、徐々に耐久性を上げてゆくことが大切です。

精神的な耐久性を上げるためには、身体的な耐久性を上げることも必要となります。15分もじっと座っておれない人に、長時間の集中した訓練ができるはずもありません。日々の座位時間の延長や、日中のスタッフからの声かけ、会話も重要です。ただ、座っての訓練だけでなく、手足の運動を伴った訓練も必要に応じ行っていきます。

■ 訓練の実際

訓練室では、机上の課題訓練が一般には行われます。たとえば持続性注意障害のときには、決まった数字を見つけて消していく抹消課題といった単調な課題を、決まった時間実行しても

らいます。このようなドリルを行ったりするほか、趣味や本人の好みを取り入れて持続しやすいような課題を行わせていきます。

課題の設定として、最初は簡単で短時間でできるものから行い、次第により複雑で時間がかかるものへと移行していきます。しかし、注意障害のある方は、先に述べたように病識も低下していることも多く、このような課題を試験ではなく治療としての訓練課題として行う場合には、単に実行させるだけでは駄目です。結果を治療者と一緒に見直す、あるいは自分で見直させた後に結果を検証するなどの過程も重要です。

■課題を遂行させるための援助方法

このような課題の実行は単純にミスをなくすことだけではなく、自分が見落としやすい状態にあるということを自覚していただくという目的も含まれています。

課題を実行するときには「ゆっくりよく見て」とか「よく見直して」などの**声かけ**を行ったり、**本人による声出しや指差し**などで作業を確認させながら課題を実行させたりします。

■訓練課題

訓練課題としては、先の抹消試験のようなもの以外に、簡単なゲーム（カルタなど）や市販の脳のリハビリ関連の教材（注意障害編）、幼児教育関連教材などが使用されることもあります。

このほか実用的なものとしては、電卓を使っての計算や、辞書を使って言葉を調べたり、郵便番号を調べたり、集計作業などを行ったりします。

また、**ペーシング障害**という、いわゆる行動が性急で不用意になってしまうことに対しては、何かをやるときにいきなり動作に入るのではなく、手順を確認させてから行うように指導します。

たとえば車いすからベッドへの移乗動作では、位置確認、ブレーキ確認、足の位置確認、立位から体の移動という一連の動作を1つひとつ丁寧に行うようにさせ、転倒の危険を防いだりします。

注意障害のリハビリテーション

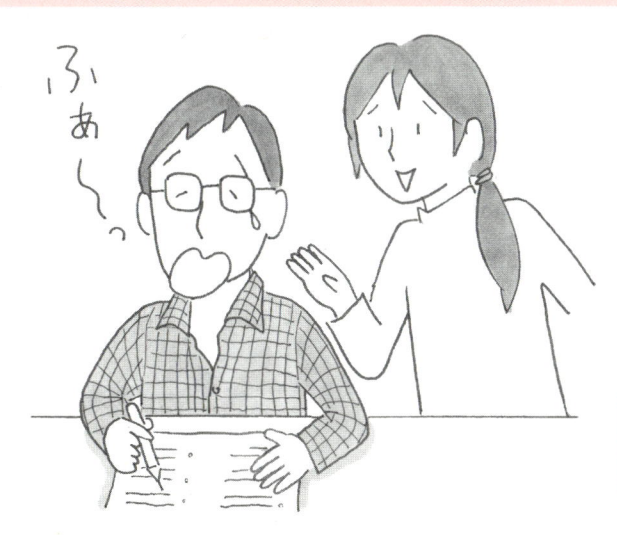

・作業は休み休み行わせる
・手順を事前に自分で確認させる
・支援者は途中で声かけなどを行う

7-4 注意障害のリハビリテーションと支援

Column　カクテルパーティーとラッキーカラーとゴリラ

　普段我々はあまり意識していなくても、雑踏や騒音の中でも、自分が呼ばれると、それに気づき振り向いたりすることがあります。

　このような現象は「カクテルパーティー効果」と呼ばれます。イギリスの心理学者のCherryにより提唱され、選択的注意の典型的な例とされます。

　オーケストラの演奏など複数の音源がある中でも、特定のある楽器の音を追ったりすることができるのも同じ効果とされています。

　ただ、多数の音の中で自分の名前だけを選んでいるというわけではなく、録音した音をモノラルで再生するとこのような効果は薄れるようです。音の発せられる場所との関連などでの区別があるようです。すなわち、人はある場所に発生する音に対し注意を払い、他の場所の音を排除するといった選択をしているようです。

　このような言語的な選択は主に左脳でされているようで、その機序には、注意を向けていないものはカットするという「フィルター説」や、小さくするという「減衰説」などがあります。

　このほか、選択的注意の有名な例としては、カラーバス効果と言われているものがあります。Color Bathとは色を浴びるという意味です。

　たとえばテレビ番組の今日の占いなどで、「あなたのラッキーカラーは緑です」などと言われると、やたら町中で緑の物に目がとられてしまう現象を言います。

　また、変化の見落とし、あるいは変化盲（Change blindness）という現象があります。2004年にイグノーベル賞を取ったイリノイ大学の実験です。

　黒のグループと白のグループに分かれた人たちが入り交じってボールのパスをする映像を見て、白のグループがボールを何回パスするかを数えてもらいます。その映像では途中で堂々と黒いゴリラが出てきて横切って行くのですが、それに気がつくことは難しいことなのです。何かに集中しているときには他の物が見えているはずなのに見落としてしまいます（Simons&Chabris）。YouTubeなどに動画がありますので、参照ください。これも典型的な選択的注意による現象です。

　このように普段、我々が見えている、聞こえていると思っていることは、実はかなりバイアスがかかっているということです。

　また、地上近くの月はなぜか真上にあるときよりとても大きく見えたりします。この現象はMoon Illusionと呼ばれます。

　きれいな大きな月と思っても、写真に撮ってみると小さくしか写ってないという経験は皆さんあると思います。集中する物がある場合は、自分が見ていたはずの景色と写真の風景に、特にズレがあることが多いようです。これも一種の選択的注意によるものという解釈もできるように思いますが、月が大きく見えるのは、物体の大きさを同時に見える背景により判断しているという「ポンゾ錯視」や、心理的な基準により判断が変わる「フレーミング効果」によるものではないかとされています。

chapter 8

半側空間無視（方向性注意障害）

　自分の左側、あるいは右側のことがよくわからなくなる場合があります。ちゃんと見えているはずなのに、このように片方の空間を見落とす状態を半側空間無視と呼びます。
　半側空間無視はどのような機序で起きるのでしょうか。脳の中で半側空間無視に関係するところはどこにあるのでしょうか。そして、どのような検査やリハビリテーションが行われるのでしょうか。

8-1 半側空間無視とは

空間の半分、右とか左とかどちらかへの注意が向けられず、そこにある物などを見落としてしまいます。病変がある反対側への注意機能に障害が生じた状態です（右半球損傷の場合は左側）。

■半側空間無視の概略

大脳半球病変の反対側の刺激に気づかず反応しない、またはそちらに向こうとしない現象を言います。視野の障害として左側が実際に見えない（同名半盲）というのとは異なります。

急性期の右大脳半球の脳卒中の4割に左半側空間無視として出現するとされ、1か月以上続くことが多くあります。左大脳半球の障害での右半側空間無視もありますが、多くは一過性で改善します。まれに脳の優位半球が逆の人がいて、右半側空間無視も重度で長く続く場合もあります。半側空間失認とも言われますが、最近は無視という言葉を使うことが多いようです。注意障害の一種ととらえ、方向性注意障害にも分類されます。

■日常生活・診療場面などでの症状

まず、重症の場合には、患者さんはまっすぐにこちらを見ておらず、左半側空間無視の場合は右のほうに首を回して少しあらぬ方向を向いています。そして左側から声をかけても気づかないこともあります。誘導して顔を向けさせてもすぐに戻ってしまいます。

食事のときなどは左側にある器や、食べ物に気づかず食べ残すこともあります。また、茶碗の中のごはんも左側だけ残していることもあり、単に左というより、ある部分に注意が向けられた空間での左側の見落としが起きます（**タマネギ現象**）。

かなり改善しても、左側への不注意のため、道を歩いていて電柱が認識できず、ぶつかりそうになったり、ひどいときはぶつかったりします。外を歩いていても道の端から変に離れて歩き、一緒に歩いている人が奇妙に思うこともあります。また、感覚的には左側から急に人が現れたり物が出現したりするように感じられることがあり、日々の生活の中で戸惑いが続くケースもあります。

半側空間無視

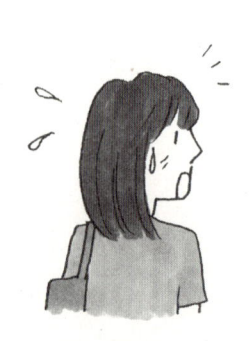

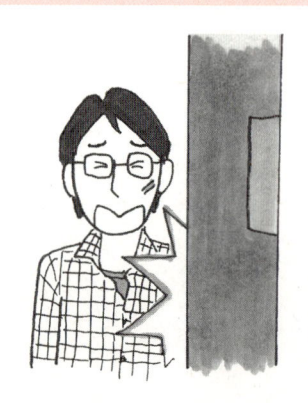

電信柱に気がつかず、ぶつかることもあります。

8-2 半側空間無視の機序と病巣

半側空間無視は多く見られる症状ですが、いまだ脳の中で本当のところ何が起き、どうしてこのような病態が起きるのかは、はっきりしていないことがあります。

■ 半側空間無視のメカニズム

半側空間無視のメカニズムとしては、いくつかの説が考えられていますが、失語症のように必ずしも限られた特定の部位のみの機能障害ではなく、もっと広い範囲での脳の機能低下と考えられます。

● 注意不均衡説

注意不均衡説といって、元来脳の左右への注意する力が異なっているという仮説に基づく説があります（Kinsbourne）。この説では、そもそも左右の大脳では空間に注意を向ける力に差があり、左側の脳の持つ右側へ注意を向ける力がより強いとされます。

しかし、脳では片側だけでなく左右の空間全体に注意を向けるようにバランスがとられています。つまり左右の脳の間では、その機能を相互に抑制し合っているのですが、その抑制の度合いは均一ではなく、もともと左半球による右向きへの注意が強く出ないように、右半球がより強く抑制している状況にあります。

このような状況のもとで右半球が障害されると、左半球に与えている右への注意を抑制する力が弱くなり、結果として右側へ注意が向きやすくなり、左側がおろそかになるという機序が考えられています。

● 空間表象説

ミラノの大聖堂の付近を頭の中でイメージしたときに、その見る向きを頭の中で変えても左半側空間無視が起きた場所に変化を示したという実験の結果があります。このように頭の中のイメージの中でも方向により無視が変化することから、頭の中で左右の空間を投影するスクリーンのような部位があり、その障害と考える空間表象説もあります（Bisiach ら）。

注意不均衡説

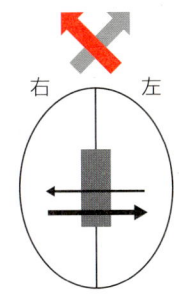

本来左半球による右への注意が強いところを、右半球が抑制しバランスをとっている

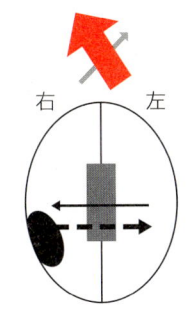

右半球の障害で抑制が弱くなり、本来の右へ向かう注意が極端に強くなる

Kinsbourneより改変

8-2 半側空間無視の機序と病巣

空間表象障害説

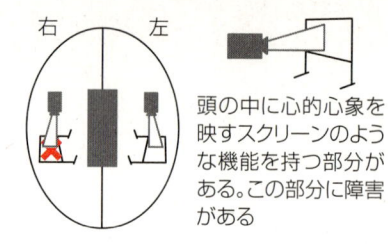

頭の中に心的心象を映すスクリーンのような機能を持つ部分がある。この部分に障害がある

● 注意・覚醒障害説

このほかには注意・覚醒障害説として、細かい考え方は違うものの、いくつかの説が提唱されています（MesulamやHeilmanなど）。

大脳皮質―辺縁系―網様体の回路の障害により半側空間無視は起きるという考え方で、注意には、どれだけはっきり覚醒し、刺激を受け取れるかが大事であり、頭頂葉の感覚連合野での物体の形や位置情報の取得、辺縁系での物体などの重要性の判断、中脳網様体での覚醒レベルの維持、前頭葉が関わる物体や周辺を探索するといった空間認知に関与する神経系ネットワークの障害によるという仮説などが提唱されています。種々の実験からは、半側空間無視のメカニズムは単一ではなく、症例によって少し差があるとされます。

半側空間無視の病巣

病巣は右頭頂葉の頭頂―後頭―側頭葉接合部である下頭頂小葉（縁上回）が重要であるとされますが、このほか前頭葉（背外側部）、後頭葉（内側面）＋海馬傍回、視床（視床枕）、内包後脚などでも空間無視が起こります。先の仮説のように、それぞれの部位に加え、それらが関係するネットワークを構成する白質を含めた損傷（上縦束など）で生じてきます。こういった各部位連絡の離断（disconnection）が、発症機序に重要とされています。

半側空間無視の病巣（一般的な場所）

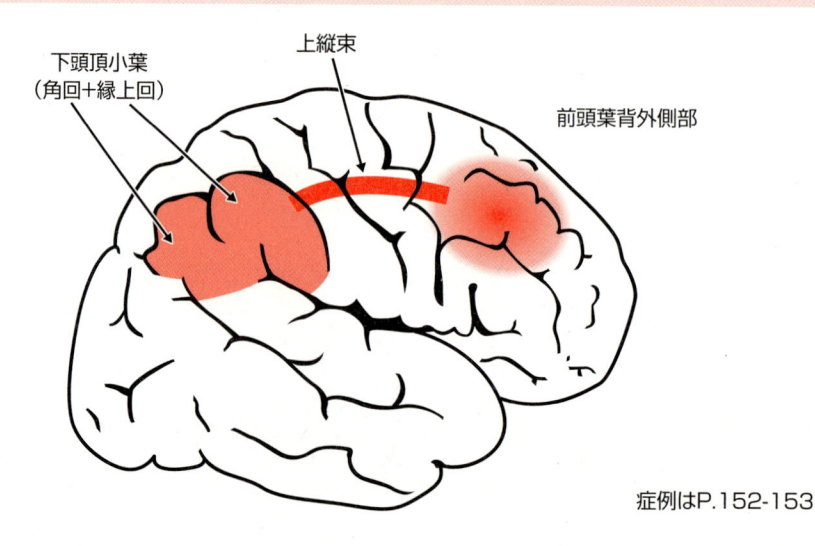

下頭頂小葉（角回＋縁上回）
上縦束
前頭葉背外側部

症例はP.152-153

> **📝 MEMO**
> **消去現象**
> 　ある感覚が左右同時に与えられたときなどに片側しか認識できず、片側を無視してしまう現象です。
> 　もちろん半身の感覚低下が著しく、触ってもわからない場合は当然なのでしょうが、音を左右同時に聞かせても片方しかわからないなど、感覚低下だけでは説明できない部分もあり、注意の障害も関与しています。
> 　右頭頂葉病変で多く、左側の感覚刺激や左側からの音に気づかなかったりすることが多いようです。

> **📝 MEMO**
> **上縦束(SLF)と弓状束**
> 　頭頂葉と前頭葉など、大脳の前後を連絡する経路です。ヒトでは上縦束と弓状束が一体化している感じがありますが、解剖学的には異なるものです。SLFはⅠ、Ⅱ、Ⅲに分けられ、Ⅱが主たる経路で半側空間無視と関連するとされています。
> 　ⅠとⅢはそれぞれⅡの背側と腹側に位置しており、Ⅲの腹側を弓状束は走行します。SLFⅢと弓状束の前を通る前方間接経路(P.34 Geschwindの領域参照)は近似していますが、同じものかどうかは不明です。失行でも、その発現にこの経路や他の上後頭前頭束などの離断が重要と考えられます。

優位半球での上縦束と弓状束など言語領域の連絡通路

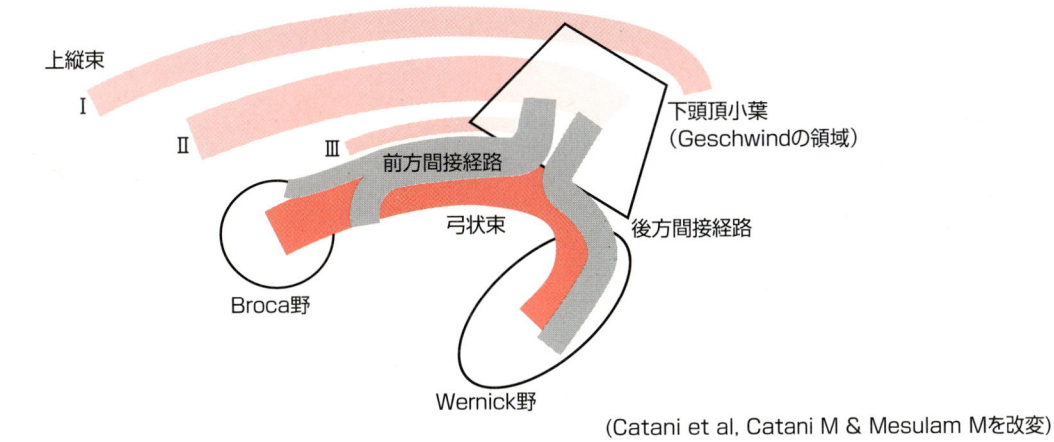

上縦束 Ⅰ　Ⅱ　Ⅲ
前方間接経路
下頭頂小葉（Geschwindの領域）
弓状束
後方間接経路
Broca野
Wernick野

(Catani et al, Catani M & Mesulam Mを改変)

8-3 半側空間無視の検査と評価

半側空間無視の検査では、線や図などを利用して、空間認知に関する能力を調べます。定量的な検査として行動性無視検査（BIT）が用いられます。

簡易的な半側空間無視の検査

● 線分二等分試験
直線の真ん中に印を付けてもらい、中心からのずれを計測する方法です。

● アルバートの線分抹消検査
真ん中に印の付け方を教える4本の線があり、その左右に6本の列が3列ずつ並んでいる図を用い、まず真ん中の線でやり方を教えた後に、線に印をつけてもらい見落としを検査します。

● 図形模写
このほか図形模写としては、地面があり両側に草を配置した花びらのある花の絵がよく用いられます。全体的な片側の見落としや、花自体を構成する花びらの見落としなどが観察されます。点数はありませんが、継時的に同じ絵を描いてもらうことで、見落としの状況に関する変化をチェックします。

行動性無視検査（Behavioral Inattention Test；BIT）

国際的な定量的検査としては、**行動性無視検査**（Behavioral Inattention Test；BIT）が用いられます。この検査には先に述べた通常検査と行動検査があり、まず通常検査が行われます。

● 通常検査
通常検査は以下の6つの検査で構成されています。

- 線分抹消検査：長さ25mmの線分が40本バラバラに配置されたものに印を付ける。
- 文字抹消検査：仮名文字が34字×5行に配置されている中から「え」、「つ」に印を付ける。
- 星印抹消検査：大きい星、小さい星、仮名文字、仮名単語が配置されている図の中から、小さい星だけを消す。
- 模写試験：星、立方体、花、3つの図形の模写を行う。
- 線分二等分試験：直線の真ん中に印をつけてもらい中心からのずれを計測する。
- 描画試験：時計の文字盤、立っている人、蝶の絵を描く。

得点が低いほど無視が重症であることが多いとされます。通常検査では、146点満点で131点以下は無視が疑われます。132点以上であっても、下位検査でのそれぞれの点数でカットオフ以下のものが1つでもあれば、空間無視が疑われます。

● 行動検査
このほか行動検査として以下のような9つの検査が行われますが、実際の行動ではなく、あくまでも机上の検査です。行動検査は通常検査で異常が示されたときに行われます。

- 写真課題：皿に盛りつけした果物、洗面台と洗面用具、様々な物が置かれている窓辺の風景を見て、見えている物を言わせる。
- 電話課題：電話番号カードと電話機を与え、電話をかけさせる。
- メニュー課題：料理名が6行×4列に配置されたメニューを渡し、全部読み上げる。
- 音読課題：横書きで3段組みの文章を読ま

せる。
- 時計課題：デジタル時計の表示時間を言わせる、アナログ時計の文字盤の時刻を言わせる、アナログ時計を言われた時間に合わせる。
- 硬貨課題：硬貨を6枚ずつ3段に並べ、指示したものを指し示させる。
- 書写課題：住所、文書を書き写させる。
- 地図課題：簡単な地図で、ある場所から指定されたところまで道順をたどらせる。
- トランプ課題：16枚のトランプを並べ、指定した種類（スペードなど）を全部指し示させる。

行動検査は81点満点で、異常と判定されるのは68点以下です。

半側空間無視の検査

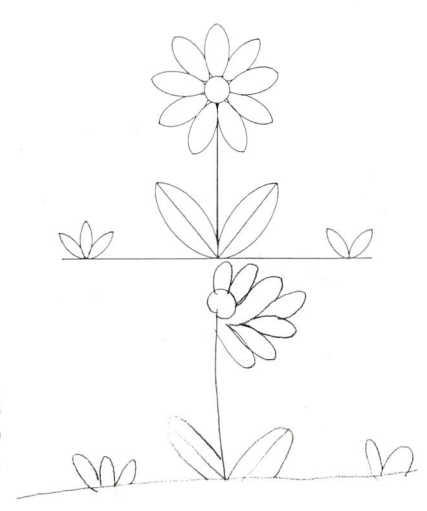

全体が見えているはずなのに、左の花びらを描き落としています。重度のときには、左の草や花の葉っぱを描き落としたりもします。

行動性無視検査（Behavioral Inattention Test；BIT）で使われる図

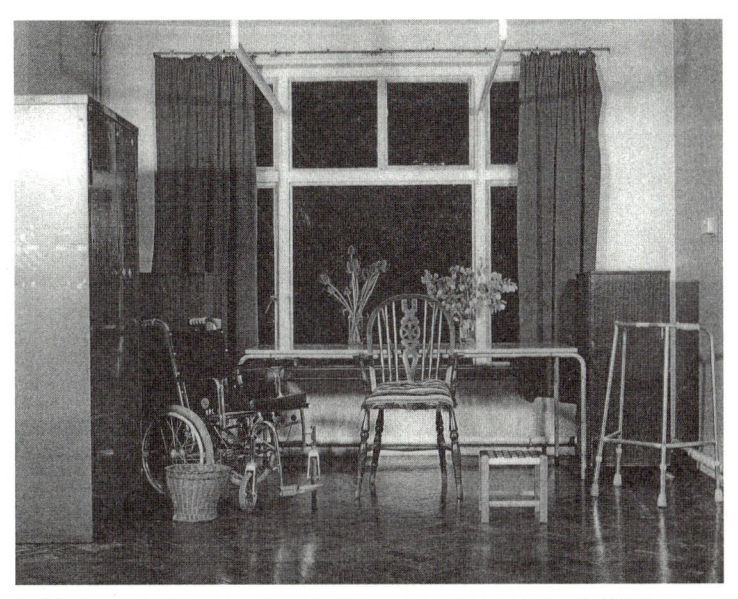

行動検査の写真課題です。窓のある風景の中で見えているものを答えてもらいます。

8-4 半側空間無視のリハビリテーションと支援

大きく分けて2つの方法があります。外から働きかけて左への注意を向けさせる方法と、残存している感覚機能を変化させて、左へ注意を向けさせる方法です。

■外界から働きかける方法の実際

「言うは易く行うは難し」というのが、半側空間無視でのリハビリテーションです。単純に、見落としたりするほうに注意を向けさせられればいいということなのですが、そもそも本人の中に存在しない世界を理解しろということですので、実際はかなり難しいことです。

半側空間無視では視覚的な部分が目立ちますが、**全般性注意障害**も同時に合併していることも多く、基本的には全般性注意障害のリハビリテーションと同じことも行います。覚醒レベルを上げ、注意を向ける範囲を広げること、1つのものに固執せず、転換させるといったことも、空間無視の改善につながる部分があります。

半側空間無視のリハビリテーションとしては、決定的なものはありません。大きく分けて外から注意を促して左への注意を向ける方法と、残存している通常の感覚機能を変化させ、左へ注意を向ける方法が試みられています。

外からの方法はいくつかあります。症状そのものを改善させる方法として「**手がかり法**」というものがよく使われます。言葉で「左」と言って注意を向けさせたり、「左に注意」と書いた紙を置き左側への注意を喚起したりします。しかし、言葉や文字を使うということは、左脳をより使うことになり、右の脳が担っている左への注意の機能がおろそかになるという考えもあります。

左側への注意の機能不全を代償させる方法として、眼鏡のレンズの片方ずつそれぞれの右側を塗りつぶしたものを使用させることで、右側を強制的に見づらくさせ、左への注意を増強する方法が試みられたりもします。

このほか、まず物の右の端を認知させ、目で追わせるとか指で触らせるなどして、そこからたどって左端を認識させていくということを徹底させるという方法もあります。

■残存感覚機能を使い、内から変化させる方法

● カロリック刺激

残存している感覚機能を変化させて改善を試みる方法としては、**カロリック刺激**という方法が行われたりします。これは、左耳に冷水を入れるという方法で、左向きの眼振を誘発します。

多くの健常者では、この冷水の刺激では回転性めまいや吐き気を起こしますが、患者の多くではあまりめまいや吐き気は起こらず、数分間の改善が見られることがあります。しかし、永続的な改善には必ずしもつながらないようです。

● 視運動刺激、振動刺激

このほか**視運動刺激**や**頚部筋への振動刺激**も検討されています。視運動刺激とは、電車で外の動く景色を追いかけて見るように、左向きへの背景の動きを見ることです。このように動く物を追いかけることで、左側への目の動きが意図することなく引き出され、改善につながるとされています。

頚部筋への振動刺激では、左の後頚部の筋肉に振動刺激を与えることで、筋肉が伸ばされた

8-4 半側空間無視のリハビリテーションと支援

と錯覚し、体の真ん中を意識する感覚が実際より左にずれて感じるようになり、改善につながるとされています。

● **プリズム眼鏡**

最近は**プリズム順応**という方法も試みられています。プリズム眼鏡という、見える場所が少しずれる眼鏡を使用します。見える部分を右側に10度ほどずらして見えるようにし、眼鏡をしたまま指で目標を指し示させ、感覚を順応させます。

これにより、本来は注意できなかった左側の世界を少しずれた形で脳が認識することになり、左側への注意につながるというものです。

こういった認知機能の障害は、なかなか改善が思うようにいかないときもありますが、生活環境に合わせた訓練や指導で、日常的な生活はどうにかやっていける場合も多く、継続的な努力が必要です。

プリズム眼鏡

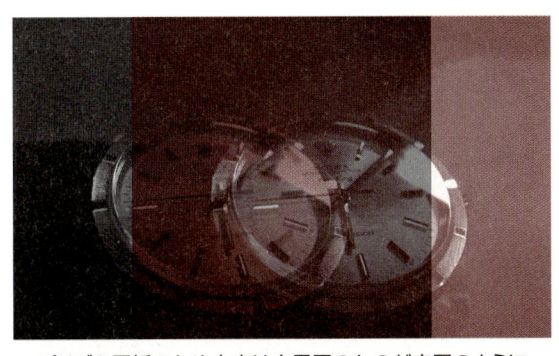

プリズム屈折のため本来は白黒図のものが赤図のようにズレて見える。

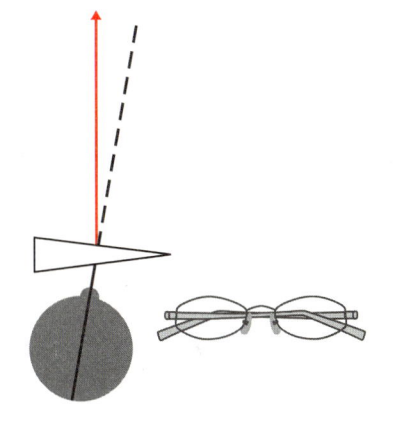

アルバートの線分抹消試験の実際

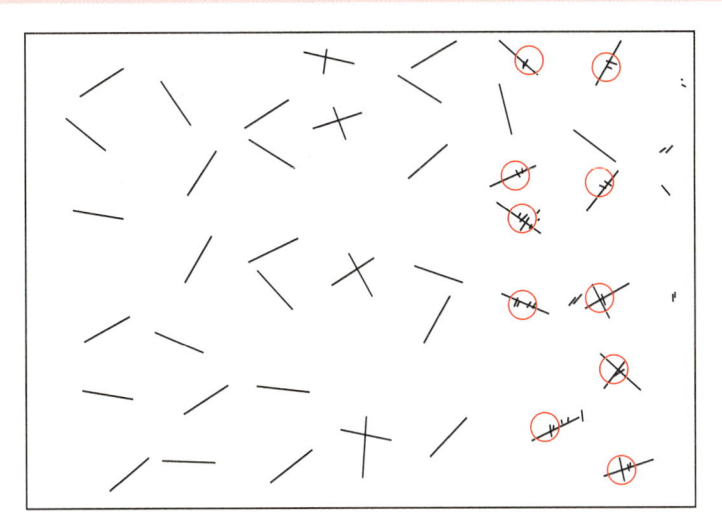

真ん中の列は練習用です。赤丸で示した線のみに印をつけています。

8-4 半側空間無視のリハビリテーションと支援

Column 見えないのに見えている、見えているのに見えない

　脳はいろいろな形で情報を処理しています。半側空間無視では、確かに左側や右側を見落とすのですが、左側の処理が欠落し、左をまったく無視して完全に世界が半分になるというわけでもありません。

　一般には左の空間でも左下の見落としが強く、改善が見られる場合は左上の方から見つけられるようになることが多いとされています。これは平面での操作と言っても、手前と奥という空間的な配置の違いも関与しているのではないかなどと推察されています。見落とすと言っても差があるわけです。

　さらに、見落としているその部分がまったく見えていないわけではない1つの傍証として、見えないであろう部位に別の要素を加えた絵と、そうでない絵の比較をさせたという実験があります。左半側空間無視の方に、左側が火事になっている家と普通の家を比べさせたとき、絵としての認識は同じであると答えたにもかかわらず、どちらに住みたいかという質問には、火事でないほうと答えたと報告されています（Marshall&Halligan）。

　この現象は、認識していないと言っても脳の中では別のところで何らかの情報が入り、判断のまな板には上らないものの、無意識下で「こっちがいいよ」と囁いている部分があるということです。

　似たものに、見えていないのに見えるという盲視（Blindsight）という現象があります。目が見えない人の視覚という、言葉としては変なものですが、脳の一次視覚野という後頭葉の部分が障害されたときに起きます。その人は、物を見ようとしても、物の形や色はわかりません。しかし、ボールを投げるとうまくよけることができます。でも、よけた本人はなぜよけたのかわからないという奇妙なことが起きます。これは視覚情報が一次視覚野という場所だけではなく、直接運動系に作用する経路があるためです。最近、マカクザルでこの経路には外側膝状体そのものが重要な役割をしていることが示されています（Schmidら）。

　盲視とはまったく逆で、見えていないのに見えていると主張するアントン（Anton）症候群というものもあります。主に後頭葉の損傷で、皮質性の盲として発症します。見えないという事実を否認し、作話として見えると言いますが、物にぶつかったり、物を見つけられないことから気づかれます。

　その機序は明らかではありませんが、健忘・作話を伴うコルサコフ症候群を伴うことも多く、海馬傍回などの関与が考えられています。視覚系の病態失認とされます。

　ちなみにAntonは1899年に、自分の聾を自覚できない2例と、盲を自覚できない1例をまとめて報告したのですが、現在は視覚の問題のみで名前が残っています。この盲の無認知自体は、彼以前にMonakowにより報告されています。

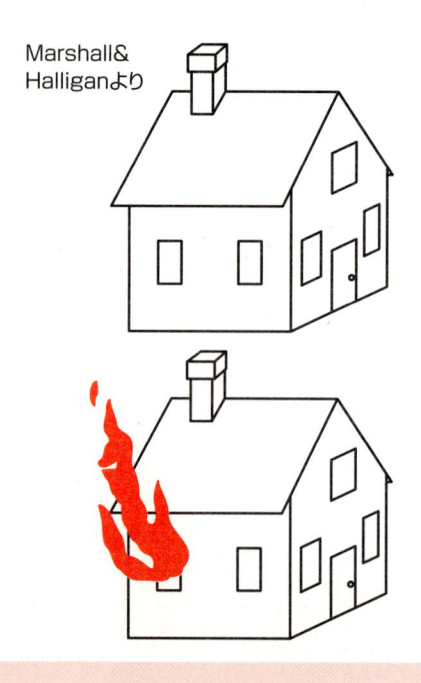

Marshall&Halliganより

chapter 9

記憶障害

　記憶とは過去の情報です。このような情報を記録できなかったり、探し出せなかったり、使えなかったりする状態を記憶障害と呼びます。

　記憶にはいったいどのようなものがあり、脳の中で記憶に関係するところはどこにあるのでしょうか。そして、どのような検査やリハビリテーションが行われるのでしょうか。

9-1 記憶とその種類

記憶とは、経験したことやものごとを覚え、それを保持し、必要なときに思い出すという一連の活動です。

■記憶の過程と保存のされ方

記憶とは、いったん見たり聞いたりしたことを覚え、大事なことは貯めておき、また必要なときに思い出すという一連の現象です。それぞれ**記銘**、**保持**、**想起**と呼ばれます。

このような記憶は、コンピュータのメモリのように、1つひとつが独立して日時のタグがついて保存されているわけではありません。経験されたそれぞれの事象や事柄がばらばらになり、お互いのつながりを、それぞれに反応する神経がシナプスを介してネットワークを構成します。記憶はこのような作り上げられたネットワークとして保存されています。

記憶は、いろいろな情報のそれぞれの重みを変化させたつながりとして存在します。新しく記憶するときは、この神経のつながり（シナプス）がスムーズになったりして短期的な保持が起こり、新しいタンパク質が作られて固定化され、長期的に保存されるとされます。

■記憶の分類

記憶はいくつかに分けられます。記憶を具体的に言語やイメージできるものは**陳述記憶**、そのほかの学習された技能などの**手続き記憶**と呼ばれるものは**非陳述記憶**と言います。

さらに陳述記憶は、**エピソード記憶**という日々の出来事の経験の記憶と、いわゆる知識とされる言葉の意味、教科書的事実や法則などの**意味記憶**に分けられます。

このほか、あることを経験してからその出来事の記憶を再生するまでの時間経過での分類として、聞いたり見たりした後、すぐにそのことを再生させる**即時記憶**と、ある程度時間をおいてから再生させる**近時記憶**と、さらにずっと前のことを再生させる**遠隔記憶**の3つがあります。

電話番号などを復唱させるのは、即時記憶の評価です。長谷川式簡易知能評価スケール改訂版などで少し間に別のことをさせてから再生させるのは、近時記憶の評価です。若いころの学校や生活史を聞くのは遠隔記憶の評価です。

心理学の分野では多少定義が異なり、記憶の種類として、大体1分以内程度の記憶で間に何か別の質問をするなど干渉が入ってもよいとされる短期記憶と、それ以上の長期記憶が記憶の分類として使われます。

短期記憶は人では約20秒間しか維持できず、7±2（5〜9）の情報しか保持できないとされます。この数字はマジカルナンバーと呼ばれます(Miller)。つまり我々の行動などでは、7つのパターンしかないということです。

このほか言語や視覚情報を一時的に保持して物事を判断したり、実行したりするために用いられる記憶は**作業記憶**（ワーキングメモリー）と呼ばれます。この作業記憶は前頭葉機能と深く関係があります。これからの予定の実行に関する記憶は**展望記憶**と呼ばれます。

9.2 記憶障害とは

一般的に言われる記憶障害とは、エピソード記憶の障害です。

■記憶障害とは

記憶には様々な種類がありますが、一般に記憶障害と呼ぶときは、**エピソード記憶の障害**を指します。その人が行ったことや、経験したことを忘れてしまうということです。これを**健忘**と呼びます。単に物忘れだけが目立つ場合は、健忘症候群とも呼ばれます。

外傷などの脳損傷では、しばしば健忘が目立ちます。健忘がどの期間に生じているかで、前向性健忘、逆行性健忘などという言葉が用いられます。

前向性健忘とは、受傷・発病後の出来事が憶えられない状態を言います。症状が重い場合は、数十秒前のことでも思い出せなくなります。こういった記憶の把持が非常に難しくなった状態は瞬間瞬間でしか対応できず、すぐに忘れてしまうため「瞬間人」などと表現されます。

『メメント』という映画では、この前行性健忘のため10分しか記憶が持たない主人公が、忘れないようにポラロイド写真のメモとタトゥーを利用して犯人を探すという設定でした。

これに対し、受傷・発病前の記憶に支障をきたすことを**逆行性健忘**といいます。受傷・発病の前のある期間の記憶がなくなったりします。

受傷・発病時点の直前が一番障害され、昔になるほど憶えているという**時間勾配**という現象が見られることもあります。

■日常生活・診療場面などでの症状

話しているときはうまく対応していても、話したことをまったく覚えておらず、話が空回りします。逆に何度も同じことを本人が繰り返して聞いてくる場合もあります。

説明して、「覚えておいてください」と言って、「はい、わかりました」という返事が返ってきても、少し経つと「なんでしたっけ」となってしまいます。

一般に、本人はまったく記憶していないことですので、言われてもあまり深刻に受け止めないことが多くあります。また、記憶障害が重度のときには「**作話**」といって話を作ってしまい、さっき親戚の人が来たとか、実際とは違うことを話して周りが混乱することがあります。

認知症の場合は、本人が自覚し、最近物覚えが悪くなったと訴える場合もありますが、症状が進むと、周りの方が最近同じことを聞くようになったとか、何度も同じ話をするといったことに気づきます。また、約束をしても忘れていて現われなかったり、鍵などをどこに置いたかわからなくなったり、なくしたりします。

アルツハイマー病などでは、このような健忘があっても本人に自覚がないことが多いのと、忘れることに大して関心を払わなくなってくることがほとんどです。人によっては、「私はなんともない」と怒り出す人もいますが、一般には質問の答えに困ると、一緒に来た人の方を向き、答えを求めること(振り返り)や、今日は調子が悪いからできないなどの反応(取りつくろい)が多く見られるのが特徴です。

9.3 記憶の回路

記憶に関係する脳の部位について、画像とともに説明します。

■記憶に関係する2つの場所

記憶に関して脳の中で関係する神経回路は大きく2つ知られています。

1つは **Papez（パペッツ）の回路** という、海馬体から脳弓、乳頭体、視床前核、帯状回、帯状束、海馬傍回から再び海馬体に戻る経路で、海馬という構造が重要な働きをしています。

もう1つは **基底外側（辺縁）回路（Nauta＝ナウタ）** という、扁桃体や視床背内側核、前脳基底部のマイネルト核や対角核、前頭葉の底面が形成する回路です。

これらの場所は記憶の形成と再生に重要ですが、いわゆる記憶そのものがこの場所だけに蓄えられているわけではありません。先述したように、コンピュータのメモリとは違い、ある記憶に対応した神経ネットワークが構成されて、脳の中で広がりを持って「記憶」が保存されています。つまり、神経細胞と神経細胞のつながりであるシナプスのつながり具合を変化させて、種々の神経細胞の特別なつながりを作り、その全体的なつながりとして記憶は保たれるのです。

それゆえに、広範囲に脳卒中などで脳が損傷を受けても、古い大事な記憶などは、脳全体に広がった、より広範囲なネットワークの中に存在しているために失われにくくなっていると考えられます。

Papez（パペッツ）の回路

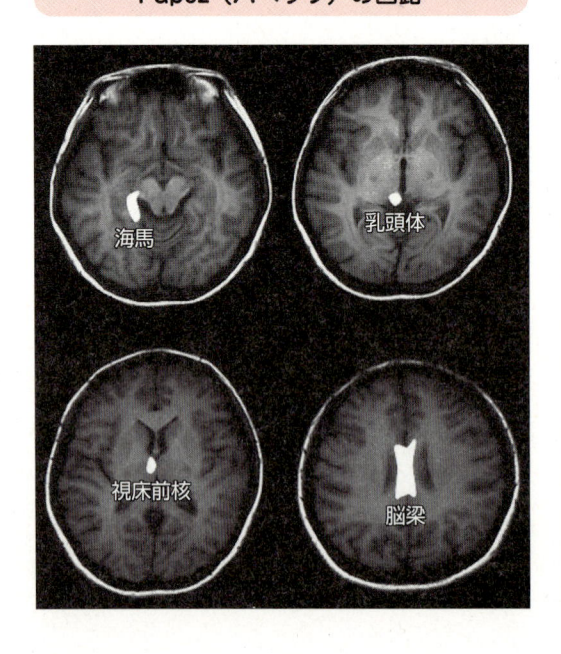

海馬 / 乳頭体 / 視床前核 / 脳梁

基底外側（辺縁）回路（Nauta）

扁桃体 / 側頭葉前方 / 前頭葉眼窩尾側部 / 海馬 / 前脳基底部周辺 / 視床背内側核

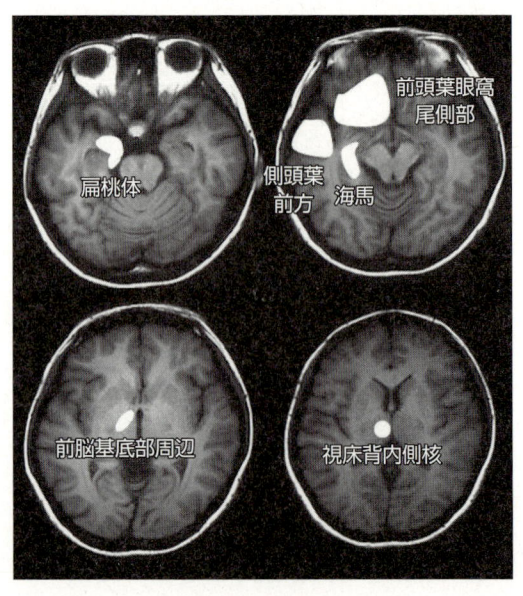

外傷性脳損傷やくも膜下出血で記憶障害が起きやすい理由

外傷性脳損傷では、脳は直接頭蓋骨にぶつかったりして**挫傷**を生じたり、**軸索損傷**という配線の断裂が起きます。このぶつかって挫傷を起こしやすい場所は、前頭葉の底面、側頭葉の底面などです。また、**びまん性軸索損傷**が起こりやすい場所は、脳の中心の神経線維が左右に伸びている場所です。脳梁という左右をつなぐ線維連絡の束や上小脳脚などがその場所です。

また、**くも膜下出血**の中でも前交通動脈の動脈瘤は脳の中心の底面にあり、上部に出血が起きた際などに脳の前方底面の中心に近い場所の損傷を起こします。脳梁の前方の膝部や前交連、前脳基底部といった場所の障害が起きる可能性が多くあります。

つまり、記憶に関係するPapezの回路は脳の中心に近いところと脳梁を含んでおり、この回路はびまん性軸索損傷で障害を受けやすく、基底外側（辺縁）回路は前交通動脈動脈瘤破裂や交通外傷で障害を受けやすい場所です。このようなことが、事故やくも膜下出血の一部の群で、記憶障害をきたしやすい理由です。

> **MEMO**
> **Papezの「情動回路」**
> James Papezにより1937年に述べられたこの回路は、そもそも感情の回路として発表されました。この回路の両側に損傷があると健忘が生じることから、現在は記憶に関係する回路として考えられています。彼以前にBrocaの提唱した大脳辺縁葉、後に辺縁系と言われるものとの類似性がありますが、彼は言及しませんでした。

びまん性軸索損傷での障害部位

びまん性軸索損傷が生じやすい場所
特に高頻度

脳梁
中脳背側部
中脳上小脳脚部

脳梁に多発性に軸索損傷

9-3 記憶の回路

交通外傷での脳損傷部位

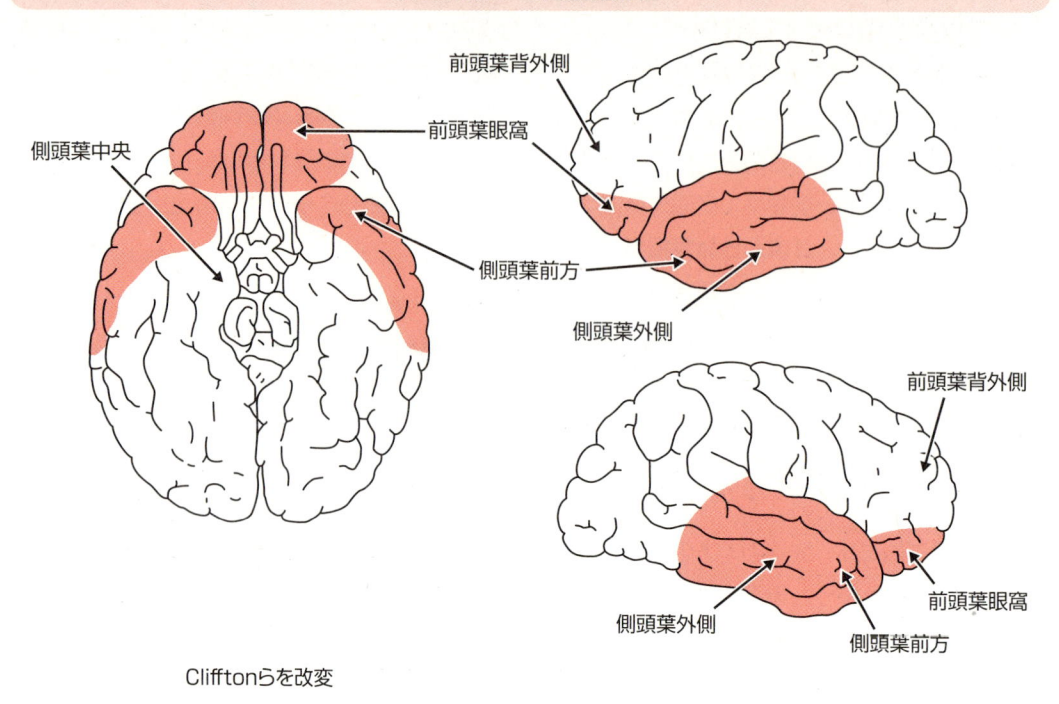

- 側頭葉中央
- 前頭葉背外側
- 前頭葉眼窩
- 側頭葉前方
- 側頭葉外側
- 前頭葉背外側
- 前頭葉眼窩
- 側頭葉前方
- 側頭葉外側

Clifftonらを改変

前交通動脈瘤破裂によるくも膜下出血での障害部位

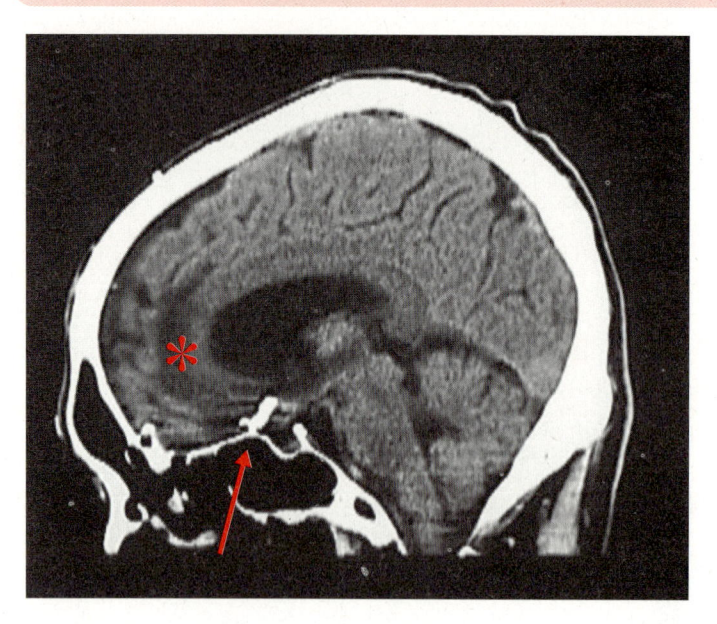

＊は前頭葉内側面と基底部に広がる病巣部位

矢印は動脈瘤のクリップ
この場所に前交通動脈動脈瘤があった

9.4 記憶障害の検査と評価

記憶障害の簡易な検査として、言語性記憶検査としては三宅式記銘力検査が、視覚性記憶検査としてはBenton（ベントン）視覚記銘検査やRey-Osterrieth（レイ・オスターリース）の複雑図形（長いのでレイの複雑図形と言われます）があります。

■三宅式記銘力検査

2つの対になった言葉を10組ずつ、関係性のある対の言葉（花と蝶など）と、関連性のない対の言葉（蛙と巡査など）につき、読んで聞かせ記憶させます。そして片方の言葉を提示し、対の言葉を答えさせます。3回同じことをやり、正解数を有関係 8-9-10、無関係 2-3-5 というように表記します。60歳代では3回目の答えが、有関係で9.9±0.7、無関係で5.4±2.9という報告があります（石合）。

つまり大半の60代の方は、有関係では3回目の試行でほぼ全部が、無関係では5個以上が答えられます。

■Benton（ベントン）視覚記銘検査

複数の単純な図形を一定時間提示し、同じように描かせる検査です。10個の検査があり、最初の2個は単一の図形、その後は2つの大きな図形と1つの小さな図形で構成された図式になっており、徐々に複雑となります。正答数と誤り方（省略、ゆがみ、回転、保続、置き違い、位置誤り）を記録します。

■Rey-Osterrieth（レイ）の複雑図形

記憶の検査であるとは教えずに図形の模写をさせ、直後あるいは3分後に同じものを書いてもらい、図形の18の部分につき、それぞれでき具合で0、0.5、1、2点と点数化をつけます。

36点満点ですが結構難問です。場合によっては20〜45分後に、また同じ図形を思い出して書いてもらい、採点します。

最初の模写では66〜70歳では32.93±4.7、71〜75歳では、31.73±3.4、76〜85歳では30.14±5.6ですが、3分後再生描画では66〜70歳では14.13±5.3、71〜75歳では、11.13±6.7、76〜85歳では8.41±5.9という報告があります（Van Gorp）。

三宅式記銘力検査の例

有関係対語		無関係対語	
金―銀	電灯―夜	将軍―水道	月―成功
手―足	木綿―着物	柱―切符	猫―鉛筆
運動―体操	眠り―夢	心―夏	商売―警察
手ぬぐい―タオル	茶碗―箸	鉄―公園	屋根―菓子
火事―ポンプ	カルタ―トランプ	喧嘩―香水	鯨―都会

Benton（ベントン）視覚記銘検査の例

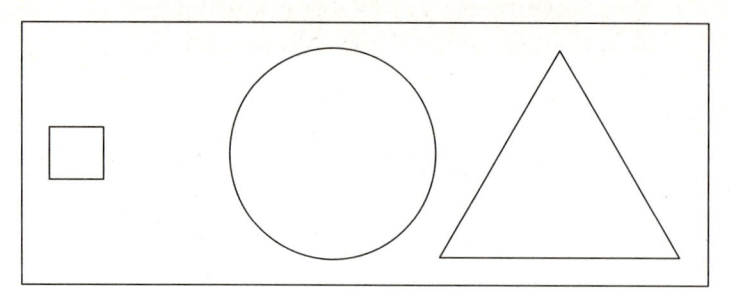

形を覚えておいてもらい、後で思い出して書いてもらいます。

Rey-Osterrieth（レイ）の複雑図形

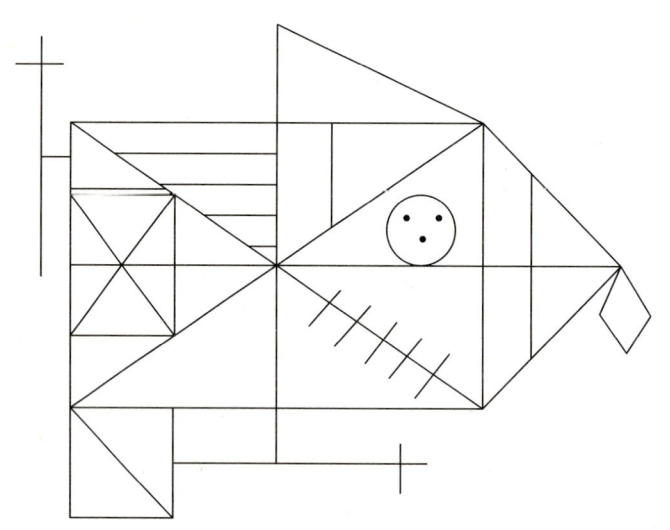

複雑な図をまず模写してもらい、後に思い出して描いてもらいます。
どこを採点するかという決まりがあります。

■ウェクスラー記憶検査改訂版（WMS-R）

検査では次の項目が行われます。
- 情報と見当識
- 「言語性記憶指標」として言語性記憶Ⅰ、言語性対連合Ⅰ
- 「視覚性記憶指標」として図形の記憶、視覚性対連合Ⅰ、視覚性再生Ⅰ
- 「一般的記憶指標」として図形の記憶、視覚性対連合Ⅰ、視覚性再生Ⅰ、論理的記憶Ⅰ、言語性対連合Ⅰ
（言語性記憶指標と視覚性記憶指標を合わせたものが「一般的記憶指標」とされます）
- 「注意・集中力指標」として精神統制、数唱、視覚性記憶範囲
- 「遅延性記憶指標」として視覚性対連合Ⅱ、視覚性再生Ⅱ、論理的記憶Ⅱ、言語性対連合Ⅱ

検査には一定の順序があります。まずは情報と見当識として、本人のことや見当識などにつき確認され、通常はすべて答えることができます。

次に20から順に数字を言うなどの精神統制の検査が行われ、一組の図形模様を記憶し、たくさんの模様の中から探す図形の記憶の検査が行われます。

その後は、次の順序で検査が行われます。
- 論理的記憶Ⅰ（2つの物語を聞かせ、あとでその物語を話させる）
- 視覚性対連合Ⅰ（6つの線画と対応する色について）
- 言語性対連合Ⅰ（平易な対語と難解な対語8つにつき完全に反復できるように求められる）
- 視覚性再生Ⅰ（図形を10秒間見た後に記憶を基に描画する）
- 数唱（検者の言う数字を順唱したり逆唱したりする）
- 視覚性記憶範囲（色のついた四角形を検者が触れた順に触れていく）

その後論理的記憶Ⅰ、視覚性対連合Ⅰ、言語性対連合Ⅰ、視覚性再生Ⅰで行った課題を再び想起させ繰り返します。それぞれ、論理的記憶Ⅱ、視覚性対連合Ⅱ、言語性対連合Ⅱ、視覚性再生Ⅱとなります。

16～74歳までが検査の対象で、先のそれぞれの項目の平均点が100点で標準偏差が15点となるように、年齢別に標準化されています。

「一般的記憶指標」と「注意・集中力指標」に差があれば、記憶と知能に乖離があり、「言語性記憶指標」と「視覚性記憶指標」に差があれば、言語的記憶と視覚的記憶に乖離があり、「一般的記憶指標」と「遅延再生指標」に差があれば、短期記憶と遅延再生に乖離があるということになります。

■リバーミード行動記憶検査（RBMT）

顔写真を見せて名前を告げ、後で答えさせる「姓名」。持物を借りてある場所に隠し、その場所を伝え後でその場所を言わせる「持ち物」。20分後に鳴るようにタイマーをセットし、時間がきたらあらかじめ決められた質問をさせる「約束」。10枚の絵を見せ、後で20枚の絵の中から選ばせる「絵」。短い物語を聞かせ、直後と後でその話を思い出して話してもらう「物語」。5枚の顔写真を見せ、後で10枚の顔写真の中から選んでもらう「顔写真」。部屋の中を決められた順に歩き、直後と少し経ってから歩いてもらう「道順」。道順の課題の中で用事を実行するが、それを直後と後での道順の課題遂行の中でやってもらう「用件」。場所、年齢、生年月日、知事や総理大臣の名前を言わせる「見当識」。以上の9つの課題で構成されています。それぞれの素点からスクリーニング点という全般的な記憶機能の指標となる点数と、成績変動や個別の能力の比較に用いられる標準プロフィール点が算出されます。検査には約30分程度かかります。

スクリーニング点は満点が12点です。年齢により平均的な点数は違い、17～39歳で11.15±1.03、40～59歳で10.46±1.50、60～90歳で9.15±1.78点です。

標準プロフィール点は満点が24点です。17～39歳で22.95±1.27、40～59歳で22.00±2.02、60～90歳で19.73±2.93点です。

明らかな異常としては、スクリーニング点で5点以下、標準プロフィール点が明らかな異常とされます。標準プロフィール点で17点以上であれば、復職が可能であることが多いとされます。

9-4 記憶障害の検査と評価

ウェクスラー記憶検査改訂版（WMS-R）で使われる図形

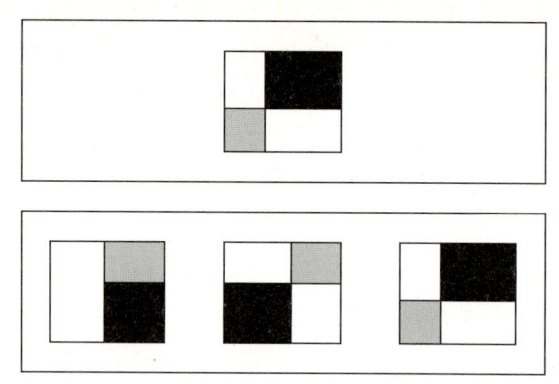

最初に1つの図形を見て覚えてもらい、後から3つの図形のどれだったか答えてもらいます。

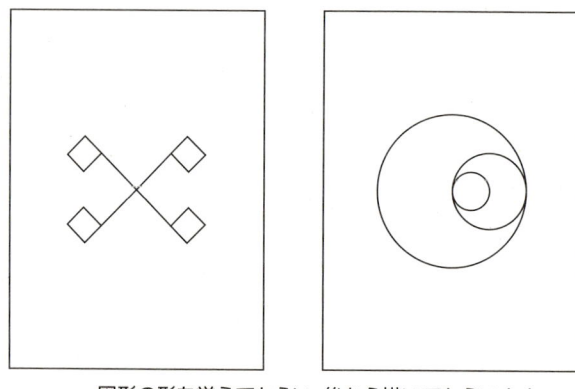

図形の形を覚えてもらい、後から描いてもらいます。

リバーミード行動記憶検査（RBMT）の検査で使われるもの

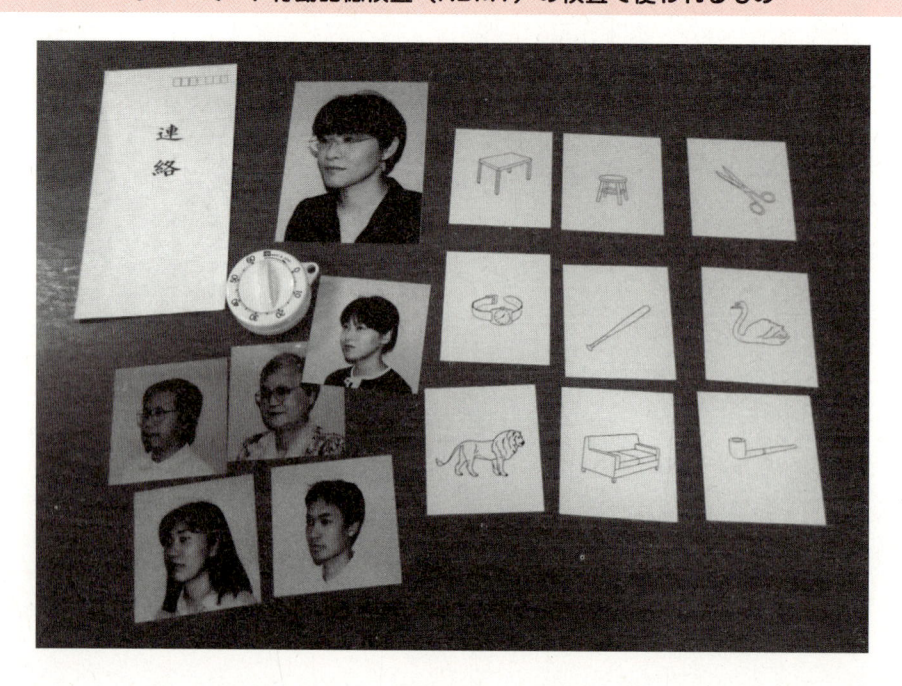

9　5　記憶障害のリハビリテーションと支援

記憶障害のリハビリテーションには、単に記憶力の回復だけではなく、新しい手段を覚えるという面もあります。

■記憶障害のリハビリテーション方法の概説

記憶障害のリハビリテーションとしての１つの目標は、低下した記憶力の改善ですが、それだけではなく、今後の生活において混乱なくうまく適応していく手段を獲得させることが重要です。

というのは、残念ながら記憶障害というものは、いったん障害されると、元のレベルまで回復することがなかなか困難であることが多く経験されるからです。

記憶というものは、人間が日常生活、社会生活を送る上で欠くべからざるものであり、低下した場合は、何らかの代替手段を含めて、その能力低下を補う方法を新たに習得させ、場合によっては他者の介入などを手配することが必要となります。しかし、記憶障害のある人では、その方の持つ記憶障害自体に自覚がないことがまれではありません。

人間は、自分で覚えていないことは、なかったこととして処理します。後から約束の時間に来なかったと言っても、そうでしたっけとか、きょとんとしていることなどはよく経験します。まずは、自分がどの程度記憶に問題があるかをわかっていただくこともリハビリ訓練としては大事ですが、その理解に時間がかかることも多いです。

記憶の力自体を改善する訓練としては、何回も同じことを繰り返す通常の反復訓練と、別のイメージに置き換えたり関連づけて覚えさせたりする方法があります。しかし、皆さんが学校の試験前などに経験されるように、人間の記憶は反復したり別のイメージと関連づけたりすることなどで確かに増強はされますが、限りはあります。

このほか、記憶力の改善目的に、少数のトランプを使った神経衰弱など、ゲーム的なことも行われます。

このような記憶障害への訓練方法としてはPQRST法と呼ばれる方法、**誤りをさせない学習法、間隔伸張法**がよく用いられます。このほか環境調整による生活の正しい導きや構築も必要となったり、頭の中ではなく、手帳など外部に書いたりして記録し活用するという方法もとられたりします。

■PQRST法

P（Preview）：ざっと全体を見る、あるいは読む

Q（Question）：自分で話題への質問を作る

R（Read）：細かくしっかり読む

S（State）：質問に答える

T（Test）：答えが正しいか答え合わせしチェックする

この５つの過程を通して内容の理解・把握をより強固にしようとする方法です。

■誤りをさせない学習法

記憶障害を改善させようと、周囲の人は本人に自分でよく思い出させようとして「頑張って

思い出して」と言って頑張らせます。しかしこのような場合、ある程度頑張らせても本人が思い出せないときは、正しい答えを教えるほうがよいと最近は考えられています。

　記憶障害のある方は、間違いをしたということ自体が記憶されず、誤って"思い出した"とされている「事実でないこと」が、新たに記憶として定着する場合もあります。誤りを積み重ねないように配慮し、誤りを排除して正しいことを覚えてもらうようにし、誤りを強化させないという学習が大切です。

■ 間隔伸長法

　覚えてもらいたい事や行動について、徐々に時間間隔を伸ばしていき、繰り返し思い出させる練習方法です。たとえば「家に帰ったら電話の横に鍵を置く」などの記憶してほしいことを覚えてもらい、2分後、4分後、6分後などと徐々に覚えたことを思い出す間隔を延ばしていきます。

■ 外的補助具

　記憶障害が強く、なかなか覚えていられないときは、**メモリーノート**として手帳やノートを使い、それに書き、チェックするという習慣をつけさせます。電子手帳や携帯のメモ機能も使われる場合があります。しかし、このような外的補助具を使ってもなかなか見てくれなかったり、書いたことのどれをやるのか、あるいはどれをやったのかわからなくなったりします。根気よく習慣づけていくことが大切です。最近は、タイマー機能のついた携帯電話や電子機器などで注意を喚起するという方法も試みられています。

■ 環境調整など

　適切な情報が常に提示されるような環境作りを形成させます。たとえば棚や引き出しに何が入っているか、あるいは何を入れるのかをラベルで表示したり、毎日気をつけることや、やることを順番にして紙に書き、見やすい場所に掲示したりするなどがよく行われることです。

　また、本人が常に持ったりする必要な物はできるだけ減らし、その物品の置き場所を一定にして、帰ったら同じ場所に置くようにして管理しやすくします。

　記憶障害の方と接するときには、こちらが顔見知りであってもあらためて名乗り、何のために何をやるのかを細かに説明し、ときには繰り返すことが必要です。

■ 心理面での配慮

　記憶障害のある方の中には、それなりにできていても、自分が覚えていられないということに困惑し、自信をなくし、不安感にかられ、会うたびにいつも「私は覚えていられないんですが大丈夫でしょうか、よくなるんでしょうか」と繰り返される方もいます。

　記憶障害は完治することは難しいといっても、一定の生活環境で顔見知りになった人は覚えることができたり、いろいろな手順は繰り返すうちに手順表など見なくてもできるようになることは多くあります。できていることをちゃんと挙げて、安心させるなど心理的な面への配慮をしていくことも大切です。

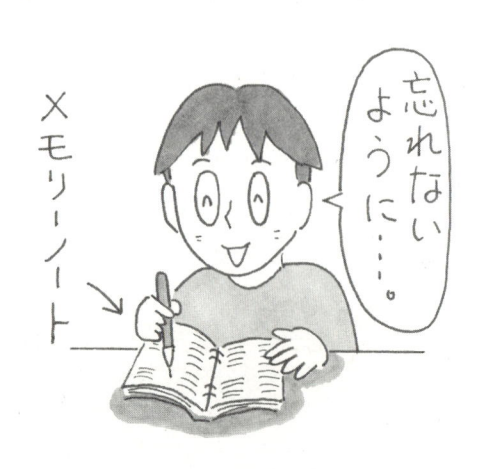

chapter 10

遂行機能障害　前頭葉症状

　私たちはいつも、仕事などではどうやってやろうかと考え、実行し、その後ああすればよかったかなと反省したりして行動しています。このような、物事を考え実行する力を遂行機能と呼びます。この遂行機能には前頭葉が大きく関わっています。

　遂行機能が障害されるとどうなるのでしょうか。前頭葉はそもそもどのような機能があり、障害されると何が起きるのでしょうか。そして、そのリハビリテーションと支援はどのようにされているのでしょうか。

10-1 遂行機能障害　前頭葉症状とは

遂行機能とは、買い物や家事など日常的な活動をうまく行うことです。高次脳機能の中では最上位に位置します。

■遂行機能とは

　遂行機能とは、高次脳機能の中で最上位に位置しますが、特別な才能が必要なわけではありません。日々私たちが実行している家事とか仕事がうまくできるかということです。

　このような行動では、意識してはいなくても、①**目標の設定**（まず何をしようか）、②**計画の立案**（最初にまずあれをやり、次には……）、③**計画の実行**（実際実施する）、そして④**効果的な行動**（手際よくできるように処理し、結果を評価する）という流れがあります。

　たとえば夕食の準備をしようとしたときに、まずカレーを作ろうと考え、足りない材料をスーパーに買いに行き、野菜を刻み、肉を準備しカレーのルーを入れて煮込む、平行してご飯を炊く、サラダもついでに準備する、そして、できたものを食べて、もう少し煮込んだほうがよかったかなどと反省し、片づけて終了するといった一連の流れです。

　我々は成長するにつれ、あるいは家事や仕事をしていく中で、行動は普通、よりよく効率化されていきます。必ずしも最初に決めたことを最後まで行うだけでなく、状況に応じ、方針を変えたり中止したりすることも採用され、よりよい行動がなされます。

　つまり、そのときに応じて、常に状況を判断しながら最善の行動を行えるかどうかが、遂行機能そのものです。たとえばカレーを作ろうと思っていても、スーパーに行ったら天ぷらが半額サービスで売られていたので天丼に切り替えるというようなことも重要なのです。

　このような日常的に起きる問題などを、できないわけではないのですが、脳の損傷のためうまく処理することができなくなった状態を**遂行機能障害**といいます。

　一般的には前頭葉の障害、特に**背外側の前頭前野**の障害で、このようなことが起きることが多く、いわゆる「**前頭葉症状**」の一症状としてとらえていくことも多くあります。

　前頭葉症状という言葉は、遂行機能障害のみならず、注意障害、高次運動機能障害や精神・感情障害を含んで様々な症状が混在している状態を一般に指します。

■日常生活・診療場面などでの症状

　日常的な活動の中で、自分では計画を立てられない、指示してもらわないと自分からは何もできない、行きあたりばったりで行動し、物事の優先順位をつけられない、仕事がうまくできない、時間がかかる、あるいは放置してしまう、約束の時間が守れない、新しいことがうまくこなせないなど、生活をしていく上で周囲から何らかの助けが必要となってしまいます。

　また、このような作業がうまくできないということに自覚できる場合もあれば、本人にはその自覚が欠けており、まったく困らずひょうひょうとしている場合も少なくありません。

　遂行機能障害のある方は、前述の記憶障害を伴っていることも少なからずあり、また、先の病識のなさと、記憶障害から話を作ってしまう

10-1 遂行機能障害 前頭葉症状とは

こと（作話）もあるため、診察では本人とだけ話しても駄目で、必ず一緒に行動を共にしている人を同席させることが必要です。そして、生活面でいろいろなことが前と同じようにこなせているかどうかを確認します。

また、遂行機能障害があるときには、何かをやっているときに通常通りであればできても、いつもと違う事態が起きてしまったときにはうまく対処できず、そのまま行動しようとして困ってしまったり、どうしてよいか解決できず止まってしまったりします。たとえば電車で間違って乗ってしまっても、乗り換えることができず、終点まで行ってしまったり、いつも乗る電車が運休しているのに、そのままホームで電車を待っていたりしてしまいます。いわゆる臨機応変に対処することが苦手になるのです。

遂行機能障害

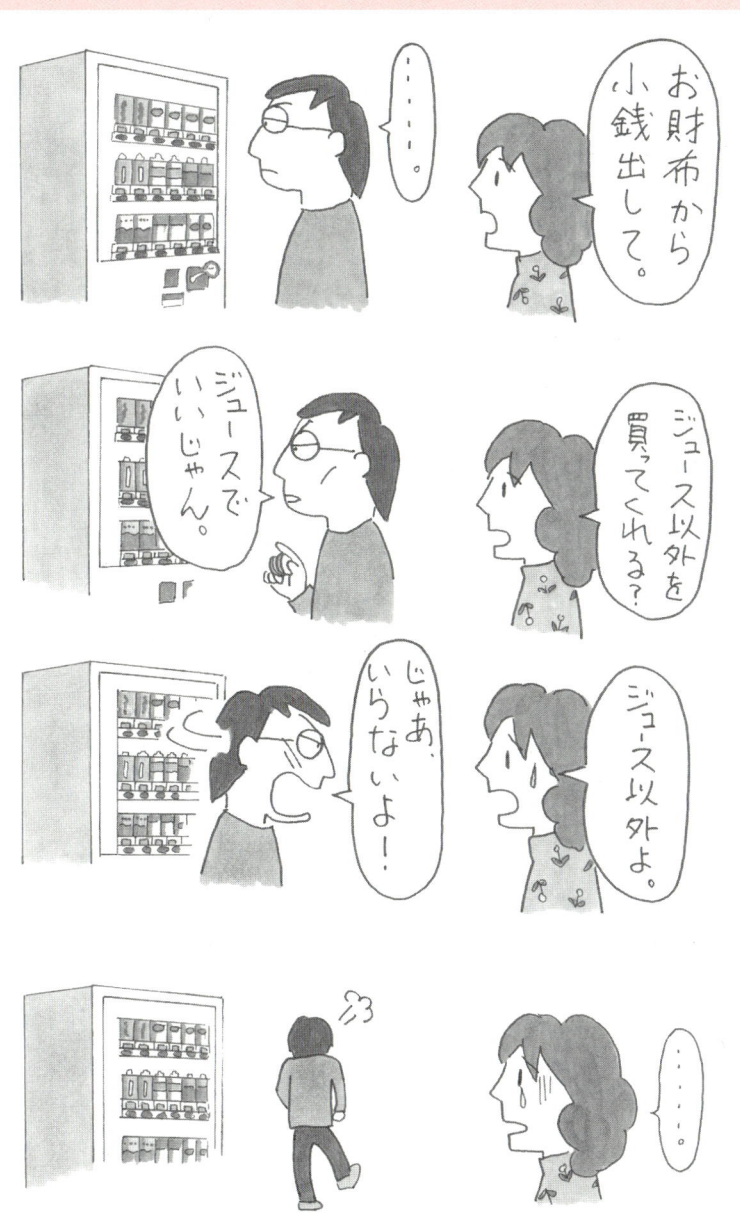

10.2 前頭前野の機能とその障害

前頭前野は外側前頭前野（背外側、腹外側）、内側前頭前野（上内側）、底部前頭前野（腹内側、眼窩面）と前頭極に分けられます。部位の分類についてはいくつかの分け方がありますが、ここでは前述の分け方で、それぞれにつき簡単に機能を説明します。

■外側前頭前野

外側前頭前野は背外側と腹外側に区分されます。前者はブロードマンの9、46野、後者は44、45、47野におおむね該当します。

これらの部位は、作業記憶（ワーキングメモリー）に強く関連し、頭頂葉からの空間的情報（Where：どこにある）と側頭葉からの物体情報（What：ある物がある）を保ち、それらを統合し、次の行動のために利用します。

この利用、すなわち判断には「注意」という機構も強く関与し、変化する状況を適切に判断するとともに、いくつかのことを同時処理していくことを担います。

外側前頭前野の神経細胞には、ある状況下でいったんある選択をすると、別のものには反応しないという一貫性、遂行能力と、状況の変化に伴いパターンを変える柔軟性、行動の先回り的な準備、実際の行動の開始といういくつかの相反する機能が混在します。いわゆる理性的な判断は、この部位が関与します。

特に背外側前頭前野は、注意の転換や、いわゆる遂行機能障害と強く関係があります。

■底部前頭前野

この部位は、自分にとって都合のよいことに基づいた行動に関与し、自分にとって価値が高い情報を優先します。自分にとっていいこと、期待やその予測、あるいは妄想にさえも反応するとされます。無意識の中で自分にとっての損得勘定をしている場所です。この損得勘定は、感情的に好む好まないや、お金を含めた、その人が行動により得るであろう報酬に基づいて決定されます。状況に関係ない、その人の持つ好みや衝動的な判断に関与しています。

■内側前頭前野

先の外側前頭前野の状況に応じた理性的な判断と、底部前頭前野のいわゆる人間本来の損得勘定や衝動を調整する場所です。したがって、社会生活の中で必要な、他人との関係性を保つ上で重要な場所で、人の身になって考えるとか、共感、道徳的感情に関与するとされます。

■前頭極

ブロードマンの10野に相当します。自己の決断をモニター、あるいは正しかったかどうかなどの評価をしたり（辻本ら）、協力行動、道徳的行動に反応し、高次の決定事項に関連するようです。

■前頭葉症状

このような前頭前野が障害されると、教科書的には以下の5つの障害がよく記載されています。

概念ないし"セット"の転換の障害（高次の保続）、**ステレオタイプの抑制の障害、複数の情報の組織化の障害、言語による行為の抑制の障害、流暢性の障害**の5つです。

10-2 前頭前野の機能とその障害

● 概念ないし"セット"の転換の障害とは

　前頭葉の神経細胞には、新しい作業記憶などの情報を入手するもの、一定の情報を保持するもの、運動の準備から実行に移すものがあります。この中で一定の情報を保持するものの機能だけが強く発揮されると、新しい作業記憶が入手されても十分に活用されず、最初に入った情報がそのまま残ってしまい、同じ情報の判断をし続けてしまって同じことを繰り返し、考えや心の構え（セット）を切り替えられなくなります（保続）。

> **MEMO**
> **保続**
> 　同じ行動を続けたり、前の行動を繰り返してしまいます。必ずしも行動面だけでなく、言語面でも同様なことが起きます。ある言葉の後で別の言葉を言おうとしても、その前の言葉が出てきたりします。

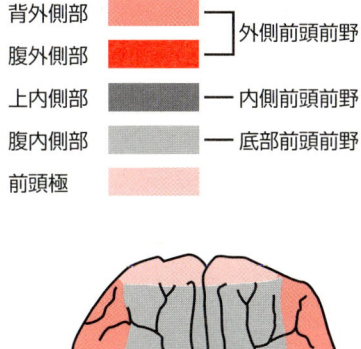

● ステレオタイプの抑制の障害とは

　いったん何かをやり始めると、行動の衝動とそれに対する抑制を調整できず、ある対象に関連する習慣的な行動を、意図せずやってしまいます。筆者の知っている例では、バスが来ると乗りたくないのに乗ってしまう、タクシーが来ると手を上げてしまうという方がいます。

　実際の行動として、後出しじゃんけんで負けるように指示しても、なかなかできなかったりします。慣れないと普通の人でも結構難しいです。

● 複数の情報の組織化の障害とは

　注意の障害もあり、配分がうまくできず、複数のことが同時に扱えないために、同時に2つのことができないとか、1つのことはできるのに順序立てた計画に基づく行動ができなくなります。

　以上の3点が、前頭葉症状でのいろいろな行為・行動で問題になってくる主要な部分です。

　このほか以下の2項目があります。

前頭前野

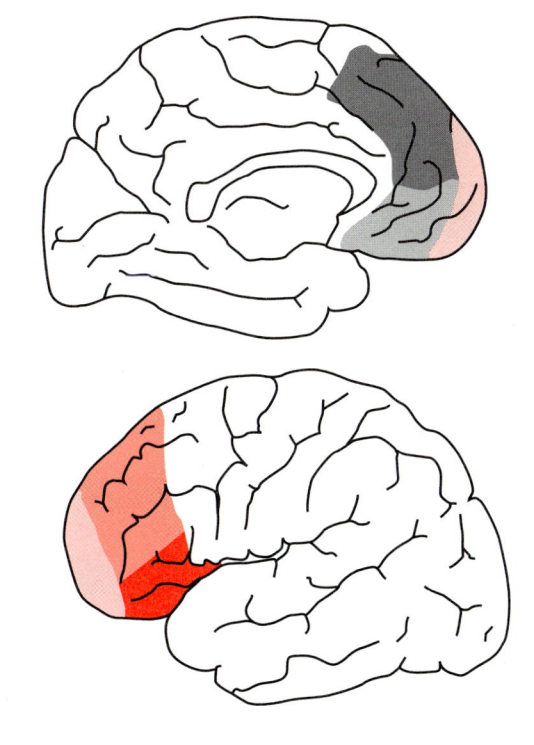

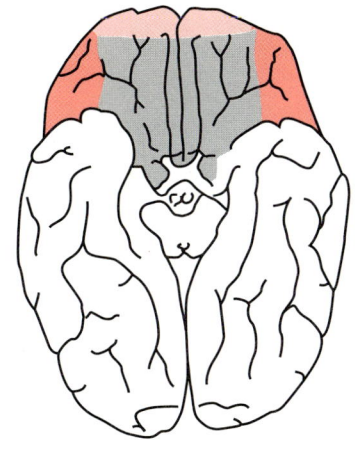

- 背外側部 ┐
- 腹外側部 ┘ 外側前頭前野
- 上内側部 ── 内側前頭前野
- 腹内側部 ── 底部前頭前野
- 前頭極

● 言語による行為の抑制の障害とは

Luria（ルリア）の記載がよく引用されていますが、先のステレオタイプの抑制の障害に類似する点もあり、なかなか単独の概念としてわかりづらいところです。外からの言葉による行動の実施に関する命令としての力が弱くなり、うまく従えないというようなことであり、一種の言語と行動の解離を指しているようです。

● 流暢性の障害とは

言葉の連想、発想が貧困となり、関連するものを思い出せなくなります。物の形や、いろいろな発想に関しても起きます。

● 前頭葉障害と健忘

純粋な前頭葉障害では必ずしも健忘を伴わなくてもいいのですが、多くは合併します。記憶の正確さや順序に関する障害などから、**展望記憶障害**という状態を招くこともあります。展望記憶とは、未来の約束などに対する記憶です。未来にやらなくてはいけないことがあるという存在想起と、何をやるという内容想起の両方が必要です。このような記憶の順序などに関するいい加減さから、3日前のことでもつい5分前のことのように話をして、作話も生み出しやすくしています（前頭葉障害の症例はP.154-156）。

Column　前頭葉は生きていく上で必要か？

前頭葉は人では大きな体積を占めています。運動機能に関係している部分が、前頭葉の後方部分を中心にあります。この運動制御に関係する領域を除いた部位の前方に位置している場所を前頭前野と呼びますが、この部位が人の行動上重要な役割をしています。

すべての領域の情報を集め、必要な情報の選択、重みづけをして行動を決め、発信するのが前頭前野で、決まりきった行動にはあまり関係していません。つまり、前頭前野が障害されたときには、重要なことなどを決めることはできないのですが、とりあえず、普通に今まで生きる術として身につけたことはできてしまい、生きていくことはできてしまいます。少し変だなと思うことはあるかもしれませんが、一見しては異常がわかりづらいということになります。

ひどい前頭葉の損傷後の生活が記載されているものとしてよく引用されるのが、フィネアス・ゲイジという方の例です。彼はアメリカの鉄道で働いていたのですが、1848年9月13日に爆発事故に遭い、直径3cm長さ109cmの鉄の棒が、彼の前頭葉を貫通してしまいました。この方は死なずに済みました。

事故前は責任感があり、教養もあり、社会的適応も十分で、律義で向上心もあったそうです。しかし事故後、身体機能は回復したものの、社会的適応ができなくなってしまいました。学習能力や記憶は保たれていたものの、無責任、不遜、気まぐれといった性格の変化をきたし、いろいろな仕事を試みましたが、気まぐれで辞めてしまったり、解雇されたりしたとのことです。

そしてとんでもなく頑固かと思えば、移り気であり、あれこれ考えて、計画を立てても実行できないといった固執（保続）、前頭葉性精神障害、遂行機能障害があったとのことです。今で言う高次脳機能障害そのものです。

それから150年経った今でも、事故後、高次脳機能障害と思われず放置され、片づけられないことなどのために「ゴミ屋敷」と化した家に住み続けていた方を最近も経験しました。

10-3 遂行機能障害以外の前頭葉障害に伴う症状

遂行機能障害以外にも、前頭葉が障害されて出現する症状があります。高次運動障害と前頭葉性人格障害です。

■高次運動障害

前頭葉が障害されると、先の遂行機能障害以外にも特徴的な症状が出現します。1つは**高次運動障害**と呼ばれるもので、把握反射、道具の強迫的使用、環境依存症候群運動保続、運動維持困難、運動開始困難などがあります。

このほか、体の動きとしては、寝返りや起き上がりといった基本動作が困難となります。

● 把握反射

手のひらを指などでこすると、「握らないで」と言っても握ってしまう現象です。本人が意識していなくても物をつかんで離せなくなります。

たとえばベッドからの移乗動作のときなどに手すりをつかんで離せなくなり、うまく移乗させられないなどの困難を生じます。把握反射そのものではありませんが、このような方は寝間着の一部を握り、その手をもそもそとよく動かしています。**補足運動野**という前頭葉の内側面の障害で出現します。

● 道具の強迫的使用

日常用品を見るか触れたときに、その関連する動作が利き手で引き起こされ、止められない状態です。たとえばハサミがあると、持って切らないでと言っても手に取り、切ろうとしたりします。反対の手が止めようとしたりもします。**大脳の内側面**の比較的広い障害（補足運動野、帯状回、脳梁膝部など）で起きます。

● 環境依存症候群

環境依存症候群とは、患者がある環境に置かれるとその環境に合う行動をしてしまうことをいいます。たとえば、バス停の側を歩いていてバスが来ると乗ってしまったり、タクシーが見えると、乗りたくもないのに手を上げてしまったりします。**利用行動**という、自分で意図しないのに両手で物を使用する現象や、**模倣行動**という、他人の動きをまねてしまう現象もあります。

● 運動保続、運動維持困難、運動開始困難

このほか運動保続といって同じ運動を繰り返したり、運動維持困難といって一定の運動をやり続けられなかったり、運動開始困難として瞬きはできるのに、自分でやろうとすると目が開けられなかったりします。また、歩行の開始がうまくできなかったりします。言葉の混乱を招くのですが、このような状態は**開眼失行**、**歩行失行**などと呼ばれます。

これらの運動の障害のため、嚥下機能は保たれていても、食事のときになかなか飲み込めず、口の中に溜めこんでしまったり、飲み込まなかったりします。

● 前頭葉性発声困難

また、非常に**か細い声になることも特徴的**で、かすれるような小さい声でしか話せず、大きな声が出せなくなります。重度な方は口を動かしているだけで、ほとんど声にならない場合もあります。経過の中で徐々に声が出せるようになることが多いのですが、このような声量の改善は、前頭葉機能の改善の指標になります。

10-3 遂行機能障害以外の前頭葉障害に伴う症状

■ 前頭葉性パーソナリティー（人格）障害

このほかには、精神機能の障害として、**前頭葉性パーソナリティー（人格）障害**も見られます。これは、いわゆる感情と行動の障害そのものです。詳しくは次章でも述べます。

「**考え無精**」と言われる、質問に対しほとんど考えることなく即答したりすることは特徴的です。話の中で間違いを訂正しても特に気に留めず平気であったり、話の内容に深刻味がなかったりします。また、いわゆる**空気が読めない**という状況になり、間違ってはいなくても、そこでそれを言わなくてもということを発言してしまったりしてしまいます。ちょっと自分で間違っていると思うと、知らない人にまでむやみに注意をしたりして、他人とのトラブルになったりもします。

前頭葉の損傷以外でも、前頭葉に何らかの問題があるとされる**注意欠陥・多動性障害（ADHD）**でも空気が読めないということは、よく指摘されます。

空気が読めないということはKYという略語で2007年に流行りましたが、突然発生したわけではなく、以前から集合的無意識として皆が感じていたことが、社会や人間関係の変化などで近年、より目立つようになり、注目されるようになったということでしょう。

感情面の変化として**発動性の低下**を認めたり、**無為状態**になったりすることもあります。このような状態では、ほっておくと何もしないとか、指示をしないと何もできないという状態になります。

逆に**脱抑制**と呼ばれる、抑えがきかず思ったことをどんどんやったり、怒りっぽくなったり、キレやすくなったり、性的な言動や行動が増えたりする場合もあります（柴本）。

こういった精神的な症状は病期により変化していきます。一般的には最初は発動性低下や無為の状態があり、その後脱抑制の状況になり、脱抑制は徐々に沈静化していきます。しかし中には脱抑制の状態がずっと続く場合もあり、そのような場合には、精神科的な投薬が必要となることも少なくありません。

把握現象の責任病巣

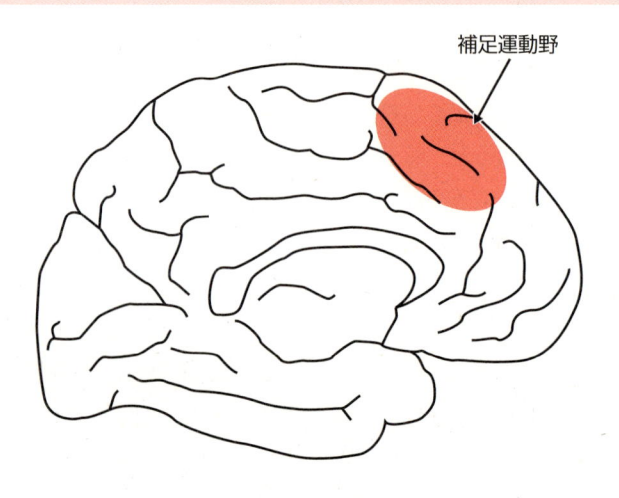

補足運動野

10-4 遂行機能障害・前頭葉障害の検査と評価

遂行機能障害の検査としては遂行機能障害症候群の行動評価（Behavioral Assessment of Dysexecutive Syndrome；BADS）があります。前頭葉障害という意味ではウイスコンシン カード ソーティングテストがあります。

遂行機能障害の検査

● 遂行機能障害症候群の行動評価（Behavioral Assessment of Dysexecutive Syndrome；BADS）

BADSは、カードや道具を使って行われる、日常生活上の問題点を評価する検査です。6種類の検査と1つの質問表から構成されています。

検査は規則に従いカードをめくり、はい・いいえで答える「規則変換カード検査」、用意された種々の物を利用して管の底のコルクを取り出す「行為計画検査」、広場を表した10cm四方の正方形の中で鍵を落としたと想定して探す道筋を書かせる「鍵探し検査」、常識的な意味でのやかんでお湯が沸騰するまでの時間や、風船を膨らませるのにかかる時間を推定させる「時間判断検査」、動物園を想定し、6つの場所を規則に準じて回る道筋を考えさせる「動物園地図検査」、それぞれ2つのパートからなる計算・物品呼称・口述問題の課題を、10分間という限られた中で、規則を守ってできるだけ実行させる「修正6要素検査」です。それぞれの検査が4点満点で採点され、満点は24点です。

健常対照群（21～78歳　48.7±15.7歳）で18.11±2.36点、前頭葉損傷群（38～69歳　57.7±10,3歳）で9.45±3.05点との報告があります。

質問表は、DEX（The Dysexecutive Questionnaire：遂行機能障害質問表）といいます。患者本人用と家族・介護者用があり、それぞれ同じ20項目の質問に5段階（0点～4点）で答えるという検査です。本人の病識と周りから見た状況の差が明らかになり、遂行機能に問題があるのかを評価します。DEXの項目に当てはまるところが多い患者さんは、遂行機能に問題がある可能性が高いです。特に質問表での異常値は設定されていません。

DEX（The Dysexecutive Questionnaire）

1. 単純にはっきり言われないと、他人の言いたいことの意味が理解できない
2. 考えずに行動し、頭に浮かんだ最初のことをする
3. 実際には起こっていないできごとやその内容を、本当にあったかのように信じ、話をする
4. 先のことを考えたり、将来の計画を立てたりすることができない
5. ものごとに夢中になりすぎて、度を越してしまう
6. 過去のできごとがこちゃまぜになり、実際にはどういう順番でおきたかわからなくなる
7. 自分の問題点がどの程度のなのかよくわからず、将来についても現実的でない
8. ものごとに対して無気力だったり、熱意がなかったりする
9. 人前で他人が困ることを言ったり行ったりする
10. いったん何かをしたいと思っても、すぐに興味がうすれてしまう
11. 感情をうまくあらわすことができない
12. ごくささいなことに腹をたてる
13. 状況に応じてどう振る舞うべきか気にかけない
14. 何かをやり始めたり、話し始めると、何度も繰り返して止められない
15. 落ち着きがなく、少しの間でもじっとしていられない
16. たとえすべきでないとわかっていることでも、ついやってしまう
17. 言うこととやることが違っている
18. 何かに集中することができず、すぐに気が散ってしまう
19. ものごとを決断できなかったり、何をしたいのか決められなかったりする
20. 自分の行動を他人がどう思っているのか気づかなかったり、関心がなかったりする

10-4 遂行機能障害・前頭葉障害の検査と評価

遂行機能障害症候群の行動評価（Behavioral Assessment of Dysexecutive Syndrome；BADS）での行為計画検査

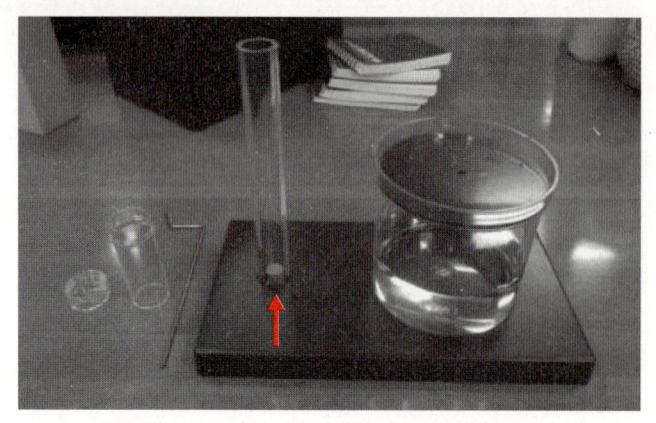

筒の中のコルク（↑）をどうやって取り出すか考える

■ 前頭葉の機能検査

前頭葉の機能検査としては**ウイスコンシン カード ソーティング テスト**（Wisconsin Card Sorting Test；WCST）、**Frontal Assesment Battery**（FAB）、**WAIS-R** の数唱なども用いられます。

● ウイスコンシン カード ソーティング テスト（Wisconsin Card Sorting Test；WCST）

最近は慶応大学が作成したパソコン版が評価によく用いられます（KWCSTと略されます）。

この試験では色、形、数の3つのカテゴリーで形成されたカード（たとえば赤で三角の形が3つあるなど）が4種類提示され、その下に分類するカードが提示されます。色で分類するのか、形で分類するのか、数で分類されるのかは提示されません。どれかを選ぶと、間違いか正しいかが提示されます。

これに伴い次に提示されるカードを分類していくのですが、6回連続して正解すると規則が変わります。たとえば最初は数だったのが、色で分類するとかです。この新しい規則を見出して正解を探します。

これを繰り返すのですが、48枚のカードで分類を行います。最大で2回間違うと普通は新しい分類を見出すことができますので、分類の達成は6回ぐらいできるはずです。

この達成回数をCA（達成カテゴリー数）と呼び、65歳未満では4回以上、65歳以上では3回以上であれば正常とされます。このほか、最初に正解にたどり着くまでの回数（NUCA）、保続性誤りとして同じ間違いを続けた回数（PEN ネルソン型保続）、前の分類にこだわった間違いの回数（PEM）、正しい反応を連続しているのに間違えてしまった回数（DMS）も評価の対象になります。このほか前の分類にこだわった間違いの回数（PEM ミルナー型保続）という間違いもあります。

NUCAは3回以下、PENは4回以下、DMSは1回以下くらいが通常のようです。注意の転換性の評価とされます。

この課題の遂行時には、背外側前頭前野が活性化されるとされています。このほかに腹外側部や尾状核も規則の切り替えに関与するとする考えもあります。

CAは新しい概念の形成とそれを変換していく柔軟さを、NUCAは1つの概念が形成されるまでの試行錯誤の過程を、PENは誤反応の抑制の障害を、DMSはカテゴリー維持の困難を、PEMは前の反応への固執を示しています。

- Frontal Assessment Battery；FAB

　バナナとオレンジはどのような点が似ているかなどを答えてもらう「類似性の評価」、「か」の付く言葉を60秒間で片っ端から挙げてもらう「語の流暢性」、手の形を拳、手刀、掌にして順に机を叩いてもらう「運動系列」、1回叩いたら2回、2回叩いたら1回叩くといった規則を作り、それに従い机を叩いてもらう「葛藤指示」、1回叩いたときは1回、2回叩いたときは叩かないといった「叩いてもらうのと叩かない規則」を作り実行してもらう「Go/No-Go課題」、「私の手を握らないでください」と言ってから手を側に近づけて把握反射の有無を見る「把握行動」の6項目、それぞれ3点満点で評価し、満点は18点です。

　異常として考える境界域（カットオフ値）は11点で、それ以下では異常ということになります。8歳以上では、健常人では満点が取れるとされます。

　簡易検査ではありますが、先のBADSとの相関はあるとされています。ただし、BADSで異常を示してもFABでは正常となる場合もあると報告されています。

- WAIS-Rなどの数唱課題

　知能検査として用いられるWAIS-Rなどでの数唱課題である順唱、逆唱は持続的注意や、作業記憶の検査として用いられます。正常では順唱で大体5～6桁、逆唱で4桁以上とされています。

　このほか、注意障害で用いられた抹消課題、Stroop Test、Trail Making Testも前頭葉の機能評価に用いられます。

（アイオワ）ギャンブリング課題

　アイオワ大学のグループが開発した前頭葉機能を評価する方法です。検査方法の一例としては最初に20万円の手持ち金を持ち、持ち金を増やすために次の4種類のデッキ（カードの束）から1枚ずつカードを引いて行きます。

　①1枚引くと1万円の報酬がもらえる。支払いの罰カードがあり、支払いは数万円ではあるが罰カードの頻度が多いデッキ

　②1枚引くと1万円の報酬がもらえる。支払いの罰カードの頻度は①より少ないが10枚に1枚の頻度で12万5千円支払わなければいけないデッキ

　③1枚引くと5千円の報酬がもらえる。罰カードによる支払いは数千円ではあるが頻度が多いデッキ

　④1枚引くと5千円の報酬がもらえる。罰カードでは10枚に1枚の頻度で2万5千円支払う組み合わせのデッキ

　以上のデッキを用いてカードを引かせ、どのような反応をするかを観察します。100回カー

ウイスコンシン　カード　ソーティング　テスト（WCST）

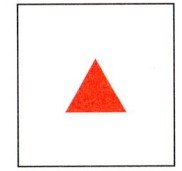

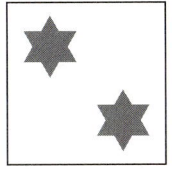

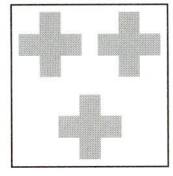

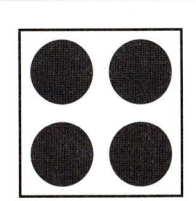

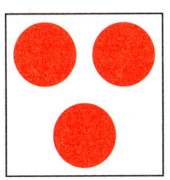

下に提示されたカードと同じカテゴリーに属すると思われるカードを上から選びます。カテゴリーは、色・形・数のどれかです。
選んだカードの正誤が示されるので、その結果をもとにカテゴリーを類推していきます。

ドを引くと終了になります。

①②は悪いデッキ、③④はよいデッキとされます。後二者のよいデッキの組み合わせのほうが長い目で見ると得であり、最初はそれぞれから選んでいても、正常人では徐々にどれが有利かを判断でき、後半には得になるほうを選ぶようになるとされます。

正常人では、回数を重ねてどれが悪いほうと判断する前から、意識下で反応が見られることが皮膚の電気反応からわかっています。本能的な危険察知の機構として **somatic marker**（ソマティックマーカー）という考えが提唱されています（Damasio＝ダマシオら）。

底部前頭前野の機能障害ではこのような危険察知の能力に問題があり、1枚引くごとにもらえる報酬がより高額なほうにのみに目がいき、罰による損失を顧みないという結果になることが多く、底部前頭前野の機能評価にはよいとされています。ただし、この検査は実施上難しさもあります。

アイオワギャンブリング課題

	A	B	C	D
報酬	1万円/枚	1万円/枚	5千円/枚	5千円/枚
罰トータル	12万5千円/10枚	12万5千円/10枚	2万5千円/10枚	2万5千円/10枚
罰カード	1/10枚	5/10枚	1/10枚	5/10枚
	悪いデッキ	悪いデッキ	良いデッキ	良いデッキ

前頭前野と種々のテストでの異常

部位		テスト
外側前頭前野		WAIIS-R 数唱（順唱5以下　逆唱4以下）、PASATで異常 →ワーキングメモリーの障害
	背外側	WCSTで障害 TMT-B（注意の転換性）で最も障害強い 語の流暢性が低下
	腹外側	TMT-Bではさほど異常なし
前頭極		二重課題遂行困難
内側前頭前野（両前帯状回、（左前頭葉?))		Stroop Testで障害
底部前頭前野		ギャンブリング課題で障害 WCSTで障害　手がかりで改善?

10-5 遂行機能障害・前頭葉障害のリハビリテーションと支援

同時に何かをすることは苦手なため、作業は1つ1つ確実に行わせることが重要です。何かをやるときに何が原因でできないかを分析し、お膳立てをすることも必要です。

■計画の立案と支援のポイント

遂行機能のどの部分に問題があるかにつき、作業を通して観察し、具体的な計画の立案を行う中でリストを作り、具体化させていきます。

具体的に何かを実施していくときには、その行動の中身を細かく分断して行わせることが多いのですが、何かを同時に実行するということは苦手ですので、**確実に1個1個をこなすようなプログラムが必要です。**そして、1つ1つの段階で立ち止まって確認しながらの行動を行わせます。その中でできないところは反復して行わせます。

また、計画では予測しないことも起きますが、そのようなときに概してパニックとなってしまったり、行動が止まってしまったりするので、違うことが起きたときは必ず相談させるようにしたり、連絡したりするように習慣づけていきます。

遂行機能障害は、先に述べたように前頭葉の機能の低下から起き、大半の場合は記憶障害、注意障害、失語症など他の障害と同時にあります。このような場合には、そのような障害へのリハビリテーションも重要で、それらの改善そのものが遂行機能の改善にもつながります。

■直接指導する方法

訓練室などでの直接指導訓練としては、トランプの分類、数字パズル（数独の簡易版）、積み木、箱作りなどがあります。

トランプの分類では「色で分けてください」「ハートなどの記号で分けてください」「数字とそれ以外のものに分けてください」などとルールを変えながら課題を実行してもらい、頭の切り替え、柔軟性の向上を図ります。

数字パズルでは、ルールに基づいた推察と実行、うまくいかないときの切り替えなどに対し行われます。

積み木は、違った形の積み木でいかに高く積むかを考えてもらい、図形の形、全体のバランスなどを通して、計画の立案、実行、検証、改善などを学習します。

箱作りでは手本の箱を見て同じように作ってもらい、目標に向かい計画を効率よく実行していくことを学びます。

このほか文章を読んでもらい簡単な質問に答えてもらうことで、情報の正確な把握と記憶、そして情報処理の力を訓練します。また1日のスケジュールや献立を考えてもらい、目標設定、計画の立案を行います。献立メニューが難しい場合は、リストを用意しておき、選んでもらったりします。さらには特定の情報を調べて選び出すということを、タウンページや電話帳・時刻表・地図・新聞などを使って行ったりします。

語の流暢性を高め、連想していくということを目的に、たとえば「か」で始まる動物の名前を挙げるなどの課題を行います。

このような訓練を行う中で、単に同じことを繰り返すのではなく、少し違った新しい課題を与えていくことも必要です。Stroop試験などを繰り返して上達したとしても、それが必ずし

も思考の柔軟性を改善するというものではありません。

代償的方法

直接の指導ではなく、実際行動するときに、**手順を声に出してから実行させるという代償的方法**もよく用いられます。また、スケジュールノートの活用と自己チェック、必要な行動の手順をマニュアル化して、それを見ながら行うという補填的な方法も用いられます。

1人でやってもらうときの注意

実際に1人で行動してもらう際には、余裕をもった時間のスケジュールで、一度にたくさんの指示を与えないようにして、1つ1つ順番に実行していくように配慮します。

実行にあたっては、1つ1つの実行の前に立ち止まり、確認させるようにします。**指示は具体的にどこで何をどうするのかをはっきりと行い、あいまいで抽象的な指示は避けます**。できるだけ指示を書き出して渡すようにします。ある程度わかっていても、周囲に質問して確認したりする習慣もつけるとよいです。

また、何かにこだわりを見せる場合は、何が問題なのかをはっきりさせて解決してから行いましょう。そのほか、突然の予定変更や途中での新しい指示は混乱のもとになりますので、できるだけ避けましょう。さらに、何かトラブルが起きた場合にはどうするのか（携帯電話で連絡するなど）も決めておきましょう。

前頭葉機能の低下の際の支援の際の注意点

前頭葉の機能低下では、疲れやすいという**易疲労性**（神経疲労）があることが多く、よくあくびをしたり、すぐ眠くなったりしますが、周囲が本人の疲れ具合に注意を払い、できればこまめに休ませながら何かをやらせることも大事です。

さらに、自分から始められない**発動性低下**がある場合もありますが、怠けているわけではなく、どうしてよいかわからないためであることの理解が必要です。この場合も、いくつかの選択肢からできることを自分で選ばせ、できたらほめるというやり方がよいようです。怠けているとか、無理強いしてやらせるのは、うまくいかないことが多く、善意で「頑張れ」と言っても、何を頑張っていいかわからない状態では、あまり意味はありません。本人が興味を持つようなこと、できることから始めていきましょう。

このほか、周囲から十分に情報を得たり、要点をまとめることができなかったりします。人と話をしていても上の空で理解していないとき、要点が理解できず全体の意味が取れていないときもあります。質問は短く、最後は「はい・いいえ」で答えてもらったり、答えた後でもさらに内容を確認したりする必要があります。

そして、やらなくてはいけないことは大ざっぱではなく、事細かに指示する必要があります。「焼きそばを作るので材料を適当に買っておいて」ではなく、どこに行って、材料として何をいくつ買うというところまで指示しましょう。

ほかの人との対応では、会議などたくさんの人が同時にいろいろなことを言う場面などは苦手です。できれば1対1でよく確認しながら理解を進めてもらうようにします。

対応をまとめると、何がうまくできないかをよく理解し、根気よく相対すること、できるだけ自分でやらせ、その意思を尊重してあげること、できなかったりわからなかったりしたときは答えを提示して指導すること、そしてうまくできたことは、「頑張ったね、すごいね」とほめてあげることです。

chapter 11

感情と行動の障害

　大人だねと言われることは、感情をコントロールしたり、むやみに喧嘩したりしないことです。高次脳機能障害ではしばしば、このような感情の障害や社会的な問題を生じ、大人げない行動をとることがあります。
　感情や行動の障害とはどのようなものでしょうか。脳の中のどの部分が関係しているのでしょうか。そしてそのリハビリテーションと支援はどのようにするのでしょうか。

11.1 感情と行動の障害とは

脳の損傷によって、脱抑制、易怒性、抑うつなどの精神症状が引き起こされることがあります。

■ 感情と行動の障害とは

感情と行動の障害とは、**脱抑制・易怒性**、自発性の低下・抑うつなどの**精神症状**や**暴力行為**を指し、しばしば脳損傷で起きます。通常では家族に対して向けられることが多いのですが、他人にも行為が及ぶことも少なからずあります。

失語症や失行などは、当事者にとって一番の問題となりますが、感情と行動の障害は周囲のものにとっての問題となり、介護などをより困難とします。

脳というものは、発達の過程でいろいろな情緒・感情・衝動性を抑えるようになって成長します。赤ん坊のときはおなかがすいたり、ちょっと変なことがあると泣いたりしますが、成長の過程で、おなかがすいたくらいでは泣かなくなります。また、何かをしたくても、周囲の状況や置かれている立場を考えて、今やることが適切かを判断して行動するように、一般にはなっていきます。

このように培われた社会的行動規範や、常識と呼ばれるものの中で我々は生活しているわけで、常にある一定の「我慢」をして生きています。このような「我慢する」という点が大きく障害された状態が脱抑制と考えられます。

■ 日常生活・診察場面などでの症状

● 前頭葉の損傷による感情の障害
　〜脱抑制・意欲低下

人間が生活していく中で、感情の赴くままに行動すると、いろいろな差し障りが生じます。

たとえば、少し気に障ることを言われただけで、激しく怒り暴力行為に走る易怒性・暴力行為、いわゆる「キレる」という状態は、現在日常の老若男女問わず珍しくなくなりましたが、周りにとってはきわめて迷惑です。

また、お酒の席では、世の中でまだ少なからずあるかもしれませんが、普通の会話などで、場を考えず性的な言動(下ネタ)を話すこと、そのような行動を実際とることは、周りにとっては、はなはだ迷惑です。

このように、通常は行うことのない、本来、社会的・道徳的に抑えておくべき行動を、特に考えることもなくやってしまう脱抑制という状態は、感情障害が行き過ぎた状態です。

これとは逆に、発動性・意欲が低下してしまい、ほっておくと何もしないという**無感情状態**、**アパシー**などと呼ばれる状態もよく見られます。脳挫傷などでは、最初はこのような無感情状態から徐々に変化し、脱抑制という一種の興奮状態となり、その後落ち着いていくという経過をとることが多くあります。

しかし、中には脱抑制と呼ばれる状態がずっと続く場合もあります。これらの状態は、しばしば**前頭葉の損傷**で引き起こされます。

● 考え無精・当意即答・いい加減さ

純粋な感情障害とは言えませんが、前頭葉の障害の方ではしばしば、質問をしても真剣に考えてくれず、適当な答えを質問が終わったと同時くらいに間髪を入れずに答えたりします。真剣に考えないことを「**考え無精**」と言い、あまり

考えずにすぐに答える状態を「**当意即答**」と呼びます。

また、答えが間違っていて指摘しても、特に意に介さず、「そうですかね」くらいで会話が終わってしまいます。

■ 社会的行動障害

先のような感情面の問題と、自分の言葉や行動を他人がどう思うかということが頭の中で考えられなくなるという「**心の理論**」の障害、つまり人の身になって考えるという能力の低下のために、社会という他人と接する環境でしばしば問題が起き、感情が爆発して喧嘩沙汰になったりもします。

このような、いわゆる「心の理論」の障害による「空気が読めない」という行為がしばしば見られます。たとえば、「会社で周りが忙しそうにしていても、自分は5時という定刻になると、時間だからと帰宅する」「赤信号で道路を渡る人がいると、赤なのに何故渡るんだとどなりつける」などです。

これらの行動は、厳密に言えば決して間違ってはいないのですが、社会というファジーな規約で構成されている関係性の中では際立ってしまい、「変な人」、「コミュニケーションがとりづらい人」ということになってしまいます。このような方々は別に高次脳機能障害でなくても世の中にはいるわけですが、高次脳機能障害でも治すことはなかなか難しく、「心の理論」を取り戻すには根気よさが必要です。

感情面の問題に関しては投薬などが行われますが、十分な効果へのエビデンスはまだありません。精神科的な認知行動療法が有効であるとする医師たちもいます。

> **MEMO**
> **心の理論**
> 他人の心の動きを察したり、自分の考えと他人の考えが違う場合があるということを理解したりする力のことです。ヒトや類人猿にあると言われます。
> 1978年にPremack（プレマック）とWoodruff（ウッドラフ）による「チンパンジーには心の理論(theory of mind)があるのか？」という論文で提唱されました。他人の状況を察し、共感したり、立場の違いを理解し配慮したりする行動の基盤となります。4～5歳くらいで、このような違いをヒトは理解するようになるようです。心の理論の形成には、無意識下での他者の心をシュミレートしているという仮説があり、Rizzolatti（リツオラッティ）らによって発見されたミラーニューロンという他者の行動に反応する神経細胞などの関与が考えられています。自閉症ではミラーニューロンや心の理論形成に問題があるようです。

感情障害

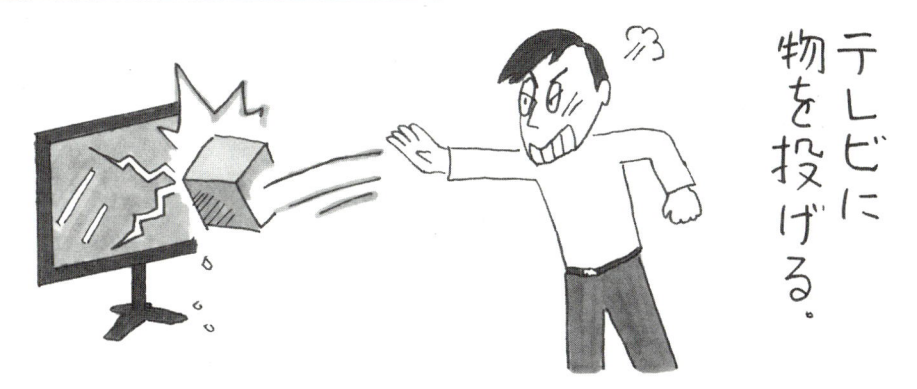

テレビに物を投げる。

11-1 感情と行動の障害とは

> **Column** 感情障害、情緒障害、情動障害、人格障害などの用語の問題
>
> 感情、情緒、情動と似たような言葉があります。言葉の意味から言えば、感情とは喜怒哀楽などの人間の持つ気持ちのことです。これに対し情緒は、感情よりも持続的な気持ちの状態を言います。情動とは一過性の強い感情と、表現としての表情や行動を伴った状況を指しています。
> これらの言葉に障害という言葉が付くと、本来の言葉の意味から離れる部分があり、ややこしくなります。
> 現在の定義としては、下記になります。
>
> ●感情障害
> 以前はこの言葉が使われていましたが、実際は持続があることなので、現在は気分障害と呼ばれます。気分障害は「うつ病」、「そううつ病」のことを指しています。(affective disorder)
>
> ●情緒障害(emotional disturbance)
> 使われる場面で多少定義が違います。
> **行政(狭義)**：主に心因性の問題行動や環境の影響を強く受けた問題行動。自閉症やADHDは除きます。
> **教育(狭義)**：情緒障害児教室などと使い、実際には自閉症児とADHD児だけが対象。
> **行政・教育(広義)**：単に感情・情動の問題としての情緒障害。自閉症、ADHDも含みます。
>
> ●情動障害
> 精神科領域では「うつ病」「そううつ病」に対して使われる用語であり、気分障害(affective disorder)と同一です。しばしば、情動の不安定さやそれに基づく行動障害に対して、情動障害という言葉が使われることがあります。
> 高次脳機能障害で起きる症状として、感情の障害や情緒不安定という状況、うつなどの感情障害(情動障害、気分障害)があるため、そのような状態を表現するのに、上記の言葉が深い意味はなく混ざり合って使われています。
> 人格障害(パーソナリティ障害)も、人格情動障害などという似た言葉とともに高次脳機能障害で使われます。精神科領域では一般的な人に比べて極端な考えを持ったり、行為を行ったりして、社会適応が著しく困難になったり、そのことのため本人が苦しんでいるような状態を言います。「人格障害」という言葉は、人間性を否定するような意味合いもあり、近年はパーソナリティ障害と用語改訂されています。
> 以上のように、なんとなく言いたいことはわかるのですが、雰囲気的に使用している言葉で、このような障害が表現されている部分があります。

11.2 感情と行動の障害の病巣

感情と行動の障害には前頭葉、側頭葉、大脳辺縁系が大きく関与します。特に辺縁系を構成する扁桃体は、情動のコントロールに強く関与しています。

■ 様々な感情・情動の障害とその病巣

感情・情動の発生には大脳辺縁系が中心的役割を果たしていますが、前頭葉はこの制御に関わり、行動には視床下部・脳幹が関わっています。扁桃体は怒りや恐怖などに、辺縁系の側坐核は快感に、大脳基底核・島回は嫌悪に関与し、小脳も情動に関与するとされています。

発動性の低下は、**前頭葉の内側面の前帯状回を含む病巣**のときに出現しやすいとされます。これはこの場所が情動に関与していることや、近傍の高次の運動機能、特に運動の開始などに関与しているためと思われます。また、背外側部では作業記憶の障害のため、腹内側部でも辺縁系との関連が障害され、生じることがあります。

脱抑制などの情動の抑制障害は、**外側眼窩前頭回路の障害**で起きるとされ、前頭葉の底面を中心とした障害で多くは生じます。これは前頭前野からの扁桃体などへのトップダウンの抑制がなくなり、扁桃体での怒りなどの感情の発生・増強に歯止めがかからなくなることが、その原因として考えられます。

また、経験的には**尾状核頭部とその近傍の病巣を含む前頭葉の障害**(出血が多い)では、失語症や、記銘障害と脱抑制をきたし、混乱を伴いやすい例があります。これは尾状核と聴覚連合野の遮断、前頭葉と視床の遮断や、下方に位置する前脳基底部への病巣の波及などが原因と考えられます。

脱抑制に似たような興奮を示す状態で突然に荒れ狂い、その後平然となる**挿話性脱制御症候群**、あるいは**挿間性抑制欠如症候群(episodic dyscontrol syndrome)**と言われる状態が、**側頭葉内側の辺縁系の障害**で起きることもあります。このような例ではてんかん発作との関連も示唆されます。

このほか**小脳の障害**でも感情の障害を生じることは、臨床の場面では少なからず経験します。

小脳性認知・情動症候群(cerebellar cognitive affective syndrome;CCAS)を提唱する人もいます(Schmahmann)。小脳の後葉の障害で、遂行機能や空間認知、文法障害などの言語機能低下を生じることがあり、正中の虫部に病巣が及ぶと感情面の障害が起きるとされます。感情の平板化や脱抑制、不適切な行動などを見ることが報告されています。

小脳は、海馬などの辺縁系、視床下部、前頭葉や他の大脳と直接、あるいは橋を介し間接的な連絡があり、それが障害されるという機序と、小脳の障害による遠隔領域である大脳皮質の血流低下を生じる**ダイアキーシス**という機序が考えられています。

感情失禁(情動)という、泣き、笑いなどの感情が、たいしたことでもないのに誘発される症状は、**両側性の大脳の障害**や、**脳幹の障害**で見られます。

Column 損傷部位と精神的変化

●右半球損傷で多く見られる精神的変化

右半球の損傷では左半側空間失認を伴うことが多いのですが、注意が持続せず、飽きっぽくなる方が多いようです。また、せっかちとなりやすく、細かいことが気になったり、自分のことより周りのやっていることに気を取られたり、何度も同じことが気になり、繰り返す方もあります。

重度の場合には、とりあえずやってくれるまで何度もスタッフコールで呼び続け、トイレに行って済ませても、またすぐトイレに行くということを繰り返すこともあります。

待てない、せっかちな感じは、こちらには気になることが多いのですが、不思議に家族にその話をすると、この人は前からずっとせっかちなんですと言われることが多くあります。家族の前でしか出なかった部分が、周りに出るようになったということでしょうか。

また、多数の人では多弁になり、ずっとしゃべっているようになります。話は内容がどんどん変化することが多く、話す内容に深刻味がない「深みのない躁状態」のようになることもあります。

空間認知が悪いこともあり、後述の左半球損傷とは反対で、ベッドの上はいろいろなものが雑然と散乱していることが多くあります。

また、情動の認知が苦手になることがあり、声の調子などから相手の感情を察することなど、いわゆる「空気を読む」ことが苦手になります。

●左半球損傷で多く見られる精神的変化

左半球の損傷では、失語症、失行を伴うことが多いのですが、発話はなくとも礼節は保たれ、挨拶を丁寧によくしてくれます。また、比較的に多幸的となり、はたから考えるほど悲観的とならない方が多いようです。また身の回りを整える傾向が見られ、ベッドの周りにきちんとティッシュボックスを、大体一定の場所に並べたりします。

反面、思い込みが比較的強く、行動が自己流になりやすい傾向もあります。また、できない課題にパニックになりやすく、破局反応という反応をしてしまいます。訓練をしていて怒ったり、泣いたり、拒否したりすることも初期にはよく見られます。

●脳幹・小脳損傷でよく見られる精神的変化

脳幹・小脳損傷では、なぜか細かいことが気になり、割としつこくなる方が多いように思います。ずっといろいろなことを気にして、毎回同じようなことを聞かれます。周りがよく見えず、少し自分本位となることも多いようです。

●感情失禁

両側性の脳損傷で多く見られます。泣く、笑う、怒るといった情動の制御困難状態であり、知的にはしっかりしていることがほとんどです。

男の人でも、ちょっとしたことですぐ泣いてしまったりする場合があります。また逆におかしくない場面でも笑ってしまい、周りに怒られる場合もあります。孫の話題、病気の話題、家庭、経済的話題などが感情失禁の誘発になるとされています。治療には脳内セロトニンを増加させるSSRIが有効なこともあります。

11.3 感情と行動の障害のリハビリテーションと支援

大きく問題になることは脱抑制と自発性低下です。それぞれに対しリハビリテーションや指導が必要となります。

■ 抑制がきかない人への支援

脱抑制の場合は一般に、あまり物事を考えず、短絡的に、反応性に行動していることが多く見られます。このようなときにリラックスさせることは重要なのですが、それが簡単にできないときは、行動を取る前にワンテンポ置くような指導をします。たとえば、イラっとなったときに**深呼吸**をするとか、**1から10まで数えさせる**とか、その場からいったん離れるように指導します。また支援・対処としては、怒っているときはとりあえずほっておく、1人にするというやり方がよいようです。

周りにいる方は、話題を変えるなどを試みても駄目なときには、席をはずしたり、別の部屋に行かせて1人にするなどして収まるのを待ちましょう。このように一時的に望ましくない行動が出たときに1人にする方法を「**タイムアウト法**」と呼びます。カーッとなっているときに説得しようとしても、大体は無理です。隔離することで、自分がとった行動がよくないということを学習させます。

このような感情面の爆発には、我慢することができない、待てないということが基盤にあることも多いので、訓練として「待つ」ことを学習させることも必要です。また場合によっては抗精神病薬を使うこともあります。

■ 自発性が低下している人への支援

反対に、自発性が低下していて何も自分からやろうとしない場合は、外からの働きかけ、**声かけ**とかタイマーなどを利用し、行動の開始につなげていきます。また、行動表やチェックリストを作り、それに沿って実施させたりします。

しかし、ただあることを外からやらせるだけではなく、いくつかの選択肢の中から選んで実行してもらう、その人の好きなことなどを理解し、より興味を持たせるといった働きかけも必要です。また、本人が「やらない」のではなく「やれない」のであるということを理解し、ほめて育てることが重要とされています。

■「うち」と「外」で違う

高次脳機能障害では、しばしば感情面の問題が家庭内でのみ強く出る場合があります。「うち」と「外」での違いがあることはよく経験され、特に親しい人に感情障害としての暴言や暴力が向けられたりして、家族が困惑していることがあります。こちらから聞かなければ話さないこともあり、外来などでは家族に一応聞いてみることも必要です。

逆に、他者への「**取りつくろい**」という行動をとることも多く、家ではいつもは駄目なのに、外の場や、知らない人の前では意外に無難にこなしてしまったりして、普段の状況を知っている人があっけにとられることもあります。これは多分緊張とかで覚醒のレベルが上がることなどで、より周囲や行動への注意がなされるためだと思います。このような方は、逆に言えばそれだけの能力があるわけで、それを引き出す気長なアプローチも重要です。

Column　ゆとり教育と遂行機能

　日本では、それまでの詰め込み教育と言われたスタイルから、1980年代にゆとり教育と称される教育方針に一大転換されました。総合的学習という中で自分たちで考え、生きる力を育むのが目的とされました。その後、円周率は3で教えるなどのことが取り上げられ、学力低下などの指摘もあり、2011年から脱ゆとりという変更が行われました。今度は言葉の力を強化し、コミュニケーション能力を高めようとしています。教科書は厚くなり、小学校で古文、漢文の名文が教えられます。

　そもそもゆとり教育の中で目指した「生きる力を育てる」ということは、おそらく本来はいわゆる遂行機能を高めるということが目的であったと思われます。

　この壮大な実験で生まれたものは何でしょうか。世代が変わると必ず新しい価値観が生まれるものですが（ちょっと前は新人類という言葉もありました）、現在「ゆとり世代」という言葉があります。ゆとり世代の人々は、他人はどう思うのかという視点の形成不全、深く考えることがなく、マニュアルをこなせばいいという考え方で、指示されたこと以上のことができずよりよい方法を考えない、教えてくれることを待ち、自分ができないのは教え方が悪いと考える、言われないとやらない、突然無断で休むなどの特徴があるとされています。

　そもそも、前頭葉の中心的機能である遂行機能というのは、計画準備することももちろんですが、実行されたことを検証する、そしてよりよい方法を身につけていく機能です。検証するためには、先例などを知識として知ることや、何回か繰り返し行うこと、あるいは失敗することも必要です。これらが、自発的に目標を定めることがまだ難しい世代にある意味丸投げされたら、このような機能が発達するわけはありません。これをやれという課題を多少の困難の中でしっかりこなすことで、その人なりの効率化が図られ、いろいろな知識が組み合わされ、やりたくないけどやらなければという葛藤とともに、前頭葉の発達を促すのです。

　もちろん、この世代の人々の中にも、若くして目標を定め、立派に遂行機能を発達させ、優秀で新しい力を発揮している人もいますが、多くの普通の人々には、ゆとり教育は求めたものと反対の結果をもたらしたのではないでしょうか。

　そして、先述したゆとり世代の特徴とされるものには、いわゆる心の理論の形成不良や、当意即答的な感情に即した語彙の少ない答（「ださっ」「うざっ」「かわいー」など）、言われないとできないという広義の運動開始困難など、前頭葉が効率よく使われていないかのような状況が伺えます。

　さらには、学校では先生という権威が低下し、携帯電話による同世代間の比較的閉鎖的なつながりが形成されていることで、同世代以外との接し方がわからなくなっています。以前なら先輩や年長者などに頭を下げて教えてもらっていたことも、今はインターネットなどで安易に情報が取得できます。上下関係の形成が苦手なために、極端に「上から目線」を気にするようになっています。

　いまさらながら教育というものの影響を思い知らされますが、元には戻れません。次は脱ゆとり世代とゆとり世代の格差が目立つ時代が来るかもしれません。私たちができることは、この状況を理解し、うまく共存し、社会を形成していくことです。それも前頭葉に由来する機能といえるでしょう。

chapter 12

患者・家族への支援とアプローチ

　高次脳機能障害では、本人だけでは解決できないことも多くあり、社会面、生活面でのいろいろな支援が必要になります。周りにいて支援する家族や地域の人たちには、どのようなことが重要なのでしょうか。公的機関などの支援には、どのようなものがあるのでしょうか。就労や復職がしたいときには、どんな道があるのでしょうか。

12-1 高次脳機能障害への支援・アプローチ

高次脳機能障害の発生率は少なくありませんが、理解できるスタッフはまだ多いとは言えません。

■障害の早急な発見と評価が大切

高次脳機能障害は全国に約30万人存在すると推定されています。その発生率は決して少なくはありません。

急性期や回復期などでその障害に気づかれれば、そこから支援・アプローチが始まっていくわけですが、高次脳機能障害を理解できるスタッフがいまだ多くはないのが現状です。脳外科、神経内科、精神科の医師でもそうです。

高次脳機能障害があると疑われた場合は、その評価が大切です。本人は「大丈夫、なんともない」と言い張ることは少なくなく、その場合は家族や周りにいる方が動き、専門の機関を受診させてください。

急性期から回復期は、そのような機能障害が一定のスピードを持って回復する時期であり、その間のリハビリテーションは重要です。それとともに、支える家人への病状の説明と、理解を深めていただくことも重要になってきます。

一般には長期戦となることがほとんどであり、その間の生活面での支援などにも、ケースワーカーなどを通じて配慮する必要もあります。また、往々にして高次脳機能障害に加え、先の精神面での混乱や脱抑制、病識の低下やなさから、騒いだり拒否したりしてリハビリテーション自体が実施できないこともあります。このような場面では、家人の協力がとても必要となります。

騒いでいるときは顔つきも変わり、いつも知っている肉親とは違った面を見せることが多いのですが、このような時期のことを後から聞いても本人はほとんど覚えていません。簡単に言えば夢の中で暴れ、叫んでいるようなものです。夢から覚めて目覚めるのを、ある時期は待つしかありません。

■障害が残った場合の制度上の支援

高次脳機能障害が後遺症として残った場合には、65歳以上の高齢者、あるいは40歳以上であれば、脳卒中などの定められた疾患では2号被保険者として**介護保険**の制度での介護サービスの利用ができ、支援が受けられます。しかし、若年者や、40歳以上65歳未満では、脳外傷の場合には介護保険制度が利用できません。

失語症が残った場合には、身体障害の音声の障害として等級認定を受けることができます。言語機能を喪失したというような重度の場合は3級として、それより少し軽い場合は4級となります。この申請書の作成には、障害判定の資格を持つ医師(**身体障害者福祉法第15条指定医**)を受診し、診断書を作成してもらわなくてはいけません。

失語症以外の高次脳機能障害で身体の障害が目立たないときには、身体障害者手帳を有していないため福祉サービスが受けられず、福祉事務所や保健所で対処できない場合もあります。身体機能に問題がない場合には、その障害によっては精神障害者保健福祉手帳の申請が必要となります。

12-1 高次脳機能障害への支援・アプローチ

しかしこの申請用紙は、書いてくれる医師を見つけるのが、なかなか難しいのも現状です。この書類を記載するのは「**精神保健指定医その他精神障害の診断又は治療に従事する医師**」となっています。必ずしも精神科の指定医という特別な資格は必要ではなく、精神科、神経内科、脳外科、リハビリテーション科の医師であれば記載が可能です。しかし、いまだに精神科の医師しか書けないと思っている医師もたくさんいます。

経済的には傷病手当金や、労働時の事故であれば労災保険、交通事故や外傷であれば保険の適応になります。保険ではある期間経って後遺症が残り、大きな変化が見込まれなくなったとき(保険独特の言葉で「症状固定」という言い方をします)、早ければ約1年後くらいに後遺症の評価をして、支払いとなります。

このほか、年金の対象となることもあり、「精神の診断書」の様式に器質性精神障害として記載してもらいます。支給に関しては、アパートなどでの単身生活が可能かどうかが1つの判断材料となります。

先に述べたように、高次脳機能障害は病院への入院リハビリテーションだけで完結するものではなく、生活の維持や就労につき、地域での長期的、包括的で継続的な支援・リハビリテーションが必要です。先の介護保険や、福祉制度を利用した訪問介護や訪問リハビリテーションの利用のほか、NPO団体や家族会も、支援の中で重要な位置を占めています。

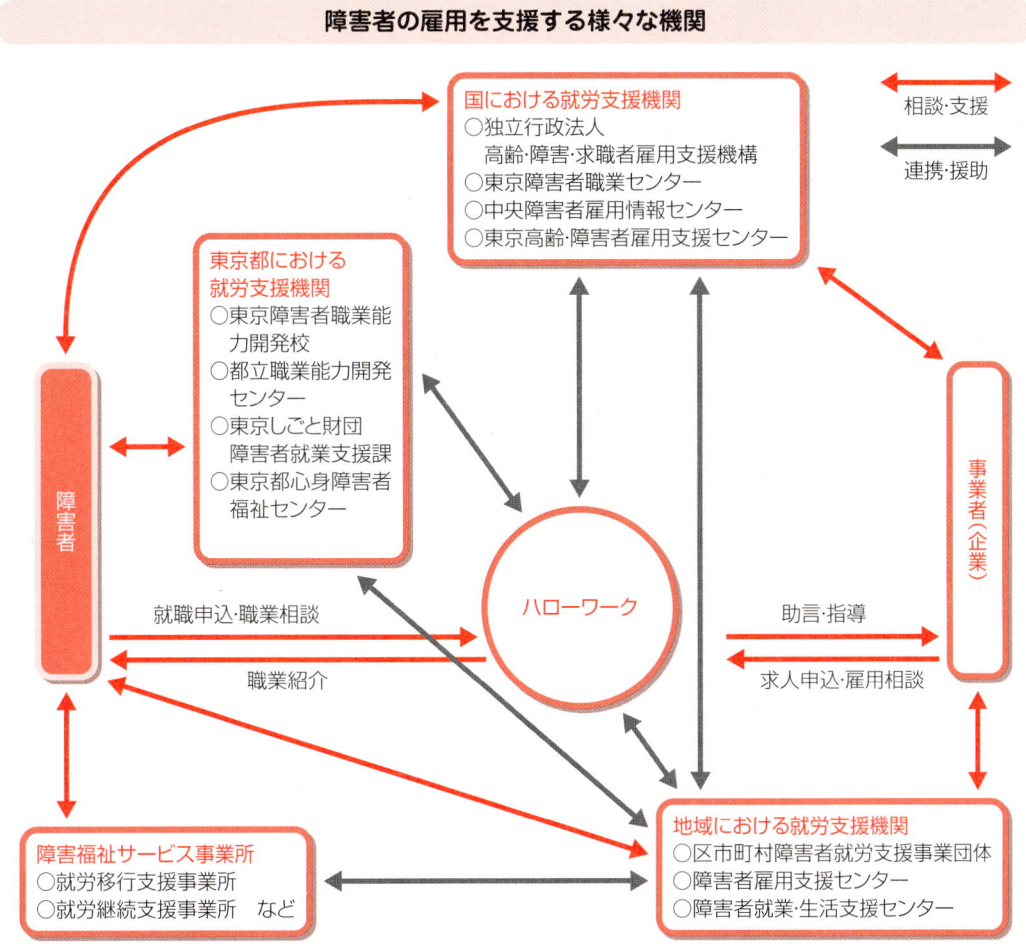

障害者の雇用を支援する様々な機関

東京都『事業主と雇用支援者のための障害者雇用促進ハンドブック』より

12-2 患者に対する家族や支援者の接し方

高次脳機能障害の状況を理解し、周囲の人に伝え、本人にとってよい環境を作ってあげることが、家族など支援者の役割です。

■障害により本人に起こっていることを理解する

最近のリハビリテーションでは、ほめて育てることが重要で、効果もあることが指摘されています。ただ頑張れ、頑張れという声援や、やってという強制だけではなく、うまくできたことを見つけてほめたり、頑張ったねと言ったりするようにしましょう。

また、**脳が障害された後は、疲労が他の人より強く出る**ことがしばしばあります。この疲れやすいという状況を理解し、察して、そういった状況を察して十分な休みをとらせ、脳をよい状態に保たせるようにしましょう。

そばにいる人には、このような高次脳機能障害の状況をうまく理解していただき、そして本人の代わりにそれを知らない人に状況を伝え、本人にとってよい環境を作ってあげることを、できればやってあげてほしいと思います。

■障害前との違いを受け止めよう

先にも述べましたが、高次脳機能障害がある程度の期間を過ぎて残ってしまった場合、なかなか完全な治癒が困難であることは少なくありません。できなくなったことはある程度受け止め、なぜ何回やってもできないのかと悩み続けずに、障害前との違いを受容していくことは大切です。

また、高次脳機能障害ではなかなか自分の障害にうまく気づけない方も多く、このような障害の「気づき」、あるいは自覚というものは、改善の最後のほうの段階で現れてくるとされています。

何かをやってもらうときに、多少まどろっこしくても手を出さずに、自分でできそうなことはやってもらってみてください。また、何か課題をやってもらうときには、ある程度の判断ができる時期であれば、自分で「主体性」を持たせて、何をやるかを本人に決めてもらうこともよいことです。

障害の受容は、本人にだけ必要なのではなく、実は家族や周りの人にとっても必要なことです。

脳に外傷を受けたり、脳卒中になったりするのは本人が悪いのではありません。事故、病気がそのような状態を招くのです。できなくなったことを周囲から責められたり、ため息をつかれたりするのはつらいことです。家族や周囲にいる人のいらつきは、本人に伝染することも多くあります。障害の前の状態と比較しすぎることは、本人にとっては困惑したり、悩んだり、自信をなくすもとになる場合もあります。改善への努力を認め、できなくなったことへの対処を考えていきましょう。

12.3 就労・復職

高次脳機能障害を生じた場合には、以前当たり前にできていたことがうまくできなくなっています。何ができて、何ができない、どのように工夫すればよいかを考え、手配して調整していくことが必要です。

■復職は、ある程度自立した生活ができるようになってから

高次脳機能障害の病状がよくわからない方にとっては、本人は一生懸命やっていても、さぼっているなどうまく理解されず、お互いに混乱してしまいます。

慌てずに、十分よくなってから復職あるいは就職することが重要ですが、あまり間が空きすぎても、復帰が困難となる場合があります。

自分たちだけではうまくいかないときには、福祉の制度の利用を考えることもできます。復職にあたっては、まずは、病気が落ち着き、ある程度自立した生活ができていることが前提条件になります。

■復職に向けてのチェックリスト

東京都で使用されている復職に向けてのチェックリストを挙げます。

☐ 病状は安定しているか
☐ 主治医から「仕事をしても大丈夫」と言われているか
☐ 職業生活に必要な体力（気力）は回復したか
☐ 会社まで、電車やバスを使って通えるか
☐ 脳損傷による認知面の後遺症について、職場の人に説明できるか
☐ どんな仕事がやりたいか？　どんな仕事ならできそうか
☐ 高次脳機能障害を補う工夫をしているか（代償手段が導入されているか）
☐ 障害者雇用や就労支援制度についての知識はあるか
☐ 障害者として働くことを支援する機関を知っているか

東京都では就労準備支援プログラムという6カ月の通所プログラムがあり、利用が可能です。このプログラムで職業評価やトレーニングを行います。

このプログラムを利用後、あるいは直接退院後新たに就職を希望される方には、**障害者就労支援制度**が利用できます。しかし、その障害の程度によっては、いきなり通常の職務に就くよりは、通所施設など福祉施設で力を高めながら就労支援コースに入っていくというやり方や、ハローワーク、障害者職業センターや障害者雇用支援センターを利用していくという方法もあります。

企業の事業主には障害者雇用率（法定雇用率として民間企業では1.8％）に相当する人数以上を雇用することが義務づけられており、障害者手帳を持っていれば、このような枠で雇用がなされることがあります。

■復職のための関係者によるカンファレンス

復職にあたっては、やはり現状の評価と現場との話し合いが必要不可欠です。人事部などの

12-3 就労・復職

方と、本人と家族、担当医師・リハビリテーションスタッフなどでの会合を開き、何ができて、何ができないかを理解していただくことが大切です。復職する上で配慮してほしい点などを明らかにして、無理のない調整が必要です。

新たに働き始める際には、場合によってはジョブコーチの制度などを利用できる場合もあります。各地域での福祉制度のうまい活用も職業復帰をよりスムーズにします。

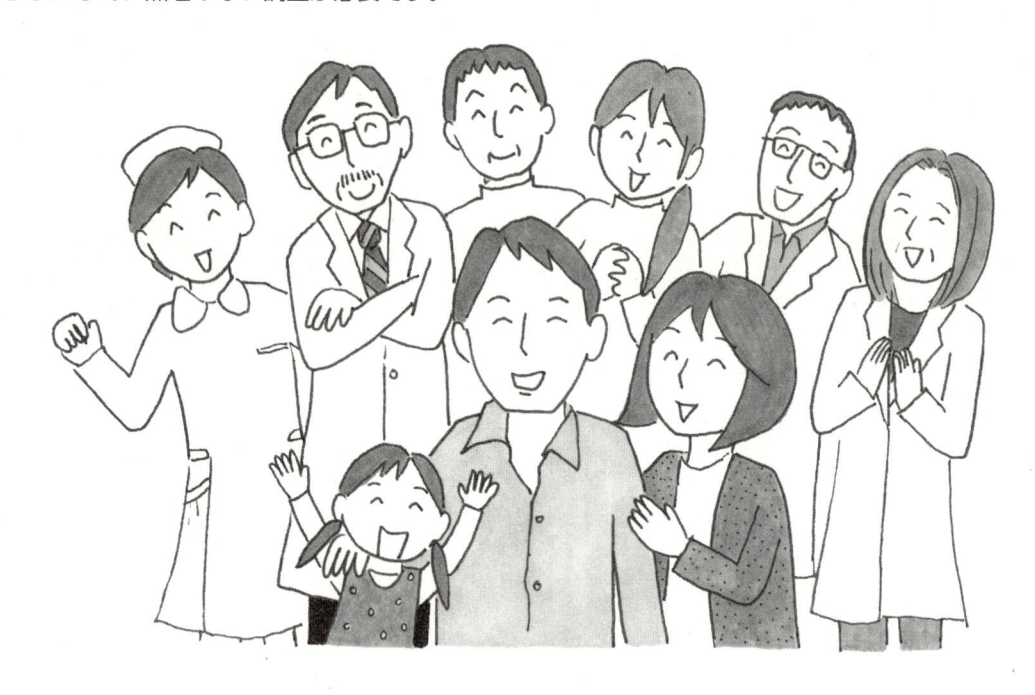

Column 雇用される方々へ伝えたいこと

　高次脳機能障害は見た目ではわかりづらい状況です。本人にやる気があっても、思わずあくびをしてしまったりすることがあるかもしれません。今説明したことをすぐに聞かれるかもしれません。昨日できるようになったことが、またできないようになるかもしれません。わかりましたと言って違うことを始めてしまうかもしれません。

　しかし、その人が受けている障害を理解し、対処してくださることをお願いします。あれができない、これができないではなく、どうすればうまくできるかについてご考慮ください。作業を本人なりに工夫していても、効率が悪かったり、休憩を取らないとできなかったりする方もいます。脳の障害の後は、そういった疲労が強く出ます。ご理解ください。

　実際の業務に関しては、理解できるまで口頭での説明を行い、絵や図で、あるいは実際の作業を通じて説明してください。曖昧な部分があると、うまくできなくなる人がいます。手順をしっかり覚えてもらうために、マニュアル化していただくと、よりうまくこなせると思います。ミスが起きたときも、どこが間違いで、どうすれば改善ができるか一緒に検討ください。これができないとなると、じゃあこれとか、次々と新たな課題をこなしていくことは苦手ですので、1つのことにしぼっての作業をお願いします。

　このような過程を踏んでいくことで、普通の人より時間がかかるかもしれませんが、与えられた課題をうまくこなしていくことができるようになる方は多くいらっしゃいます。

chapter 13

画像で見る高次脳機能障害と関連ある部位

　脳の画像診断は、高次脳機能障害の理解には重要です。CT や MRI で高次脳機能障害に関係する脳の部位はどこに見えるのでしょうか。そしていろいろな症状での脳は、どのようにやられているのでしょうか。百聞は一見にしかずです。経験例をいくつか提示します。

13-1 CT、MRIによる脳画像の観察・部位同定

高次脳機能を理解するためには、障害部位を知ることも大切です。脳の断面に慣れましょう。

■CT、MRI による脳画像の観察

画像検査では CT，MRI が行われます。より細かく部位を同定するには MRI が優れていますし、いろいろな方向で断面を作ったりすることができます。

高次脳機能障害を理解するためには、脳の断面を理解することが必要ですので、パターン認識としてある程度慣れてゆく必要があります。

脳の断面を覚えるには、いくつかの特徴的な構造があります。下のほうからいくと、蝶を逆にしたような延髄のある**延髄レベル**。ネズミの顔のような格好の中脳のある**中脳レベル**。その間のいくつかの断面は**橋のレベル**になります。

高次脳機能に関係する場所が出てくるのは、この中脳レベルからです。中脳レベルでは**前頭葉の底面**と、記憶に関与する**海馬傍回**が観察されます。

中脳の1つ上のレベルは**四丘体のレベル**と呼ばれ、**基底核の視床、尾状核、被殻、淡蒼球**が出現してきます。

中脳と四丘体の間に位置する記憶に関与するマイネルト基底核などの**前脳基底部**は、アルツハイマー病との関連などで有名ですが、構造的には小さな存在で、一般的な横断像では同定は困難です。この四丘体のレベルより言語に関する重要な部位が出現してきます。

脳の断面を覚えるのに役立つ特徴的な構造

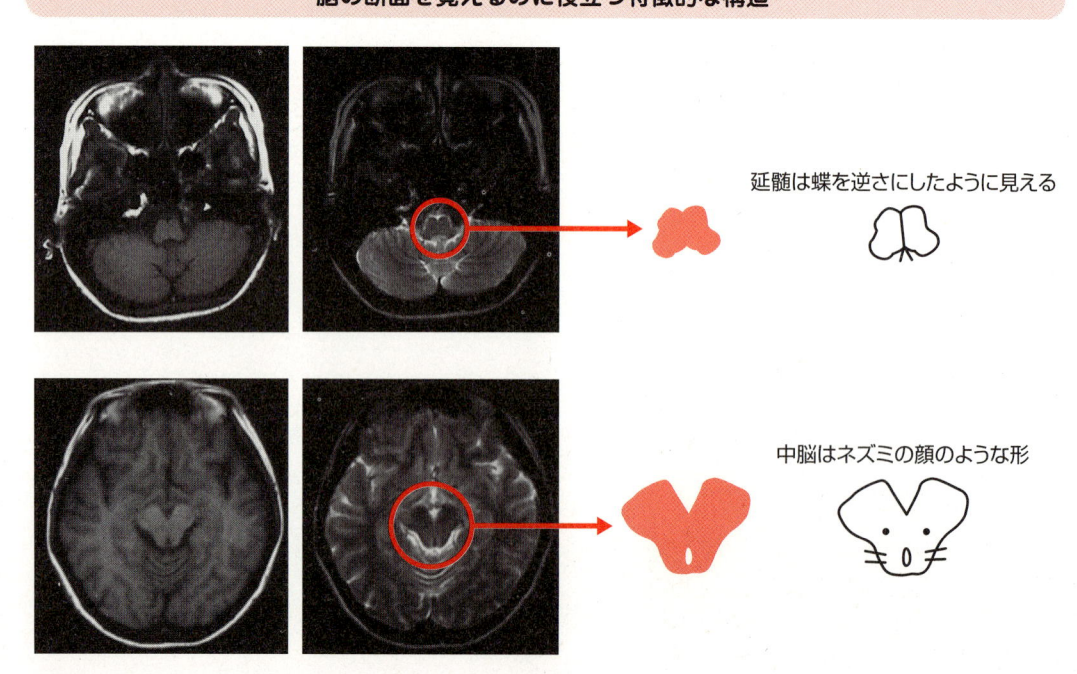

延髄は蝶を逆さにしたように見える

中脳はネズミの顔のような形

言語機能に関連する部位の同定

最初に、言語機能などに関与する部位などを同定するための画像の見方を考えてみます。

以下に述べるのはあくまでも便宜的なもので、目安の部位を示します。完全に同定するには3次元構築などが必要です。

今回示す構造の同定は、中年過ぎからやや脳の萎縮がある場合までが一番あてはまりやすいと思います。また、もちろん人により脳の形は違いますので、位置にはズレがあります。特に年をとって脳の萎縮が目立っている場合は、位置が変わり同定が少し難しくなります。あまり大きな変化のない方もいるのですが、加齢により前頭葉、側頭葉が萎縮してくると、いわゆるBroca野のある弁蓋部と中心前回の間が開き、弁蓋部などの位置が前頭葉底面の萎縮のため下方にズレてくる例も多く見られます。

また、脳梗塞などの慢性期で、病巣部が軟化して液状化といった変化を起こしているときは、脳の形が多少変わり、位置がずれる場合があります。

四丘体レベル

四丘体のレベルでは、**シルビウス裂がYの字状**に見えます。このレベルは脳を横から見たときに、丁度前頭葉から続いてシルビウス裂の切れ込みが見える位置です。

この断面では一般にはBroca野やWernicke野といった言語の中枢とされる部位の本体は位置していません。このレベルで主として観察されるのは、側頭葉の**中側頭回**という音の同定、語音弁別に関与している部位です。人によっては、一部Wernicke野が含まれる場合があります。

四丘体レベル

弓状束　縁上回
Broca野　角回
中心前回下部
Wernicke野

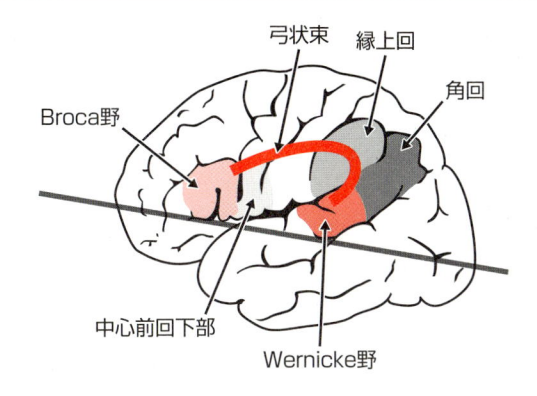

中側頭回・Wernicke野の同定の仕方

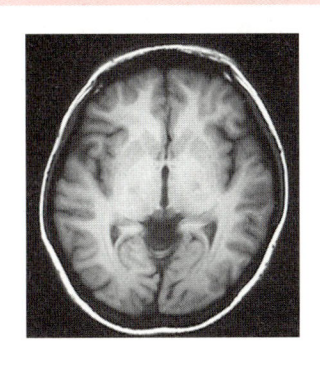

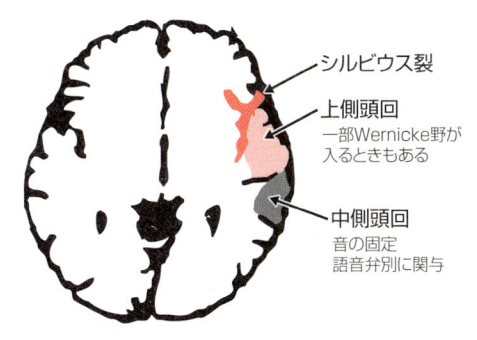

シルビウス裂
上側頭回
　一部Wernicke野が
　入るときもある
中側頭回
　音の同定
　語音弁別に関与

13-1 CT、MRIによる脳画像の観察・部位同定

■モンロー孔レベル

次の断面は、中央下部に三角の形をした**中間帆**と呼ばれる構造が見える**Monro（モンロー）孔レベル**と呼ばれる場所です。Monro孔とは、左右の脳室と正中部の第3脳室につながる孔です。孔と言っても、実際の画像では、はっきりとした孔としてはCT、MRIでは見えません。

この断面で、多くの方では言語の中枢とされる**Broca野**、**Wernicke野**が見られます。Broca野と呼ばれる**下前頭回**は、**三角部**と**弁蓋部**という風に名付けられた2つの部位から構成され、その境目には**上行枝**という溝があります。"M"あるいは"ん"を横にしたような脳溝の一番前方の切れ込みがBroca野の上行枝の溝に相当します。

この前方が三角部と呼ばれる部位で、溝の後方が弁蓋部と呼ばれる部位です。弁蓋部のすぐ後方には、中心前回の下部が位置します。そしてさらにこの入り組んだ脳溝の最後方が**横側頭回**になります。横側頭回は脳から突き出した長方形あるいは「一反木綿」のような格好に見えることが多いです。

その後ろが**Wernicke野**になります。角度により構造が多少不明瞭となる場合もありますが、上下のスライスで見比べると、おおよその見当がつきます。

モンロー孔レベル

（図：Broca野、弓状束、縁上回、角回、中心前回下部、Wernicke野）

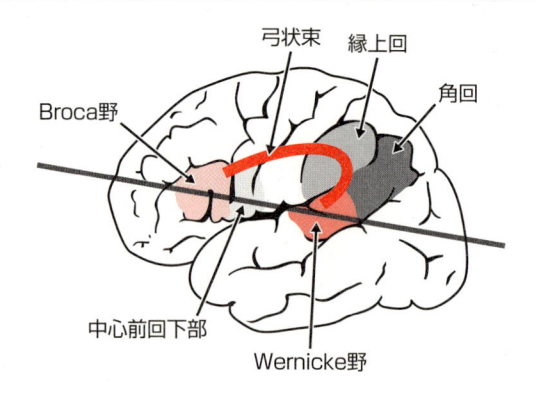

Broaca野・横側頭回・Wernicke野の同定の仕方

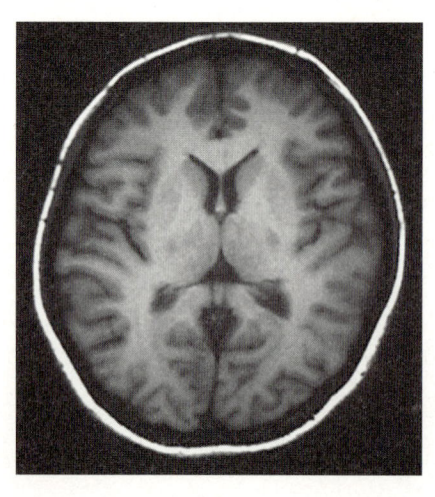

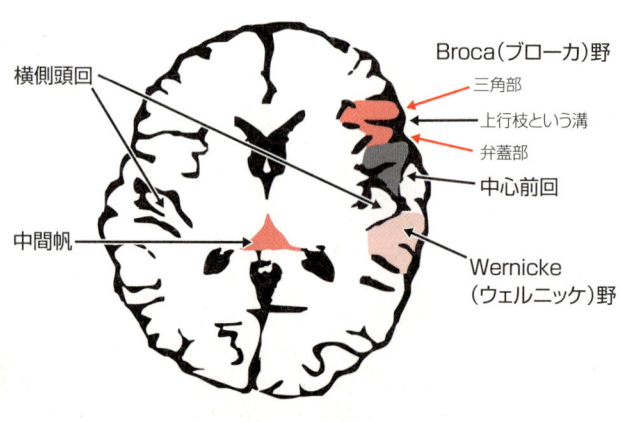

（図：横側頭回、中間帆、Broca（ブローカ）野、三角部、上行枝という溝、弁蓋部、中心前回、Wernicke（ウェルニッケ）野）

13-1 CT、MRIによる脳画像の観察・部位同定

■モンロー孔上レベル
（側脳室体部レベル）

先の Monro 孔レベルの1つ上の断面の **Monro 孔上レベル**では、脳の真ん中に脳室が")("のように存在しています。これらの脳室は**側脳室体部**と呼ばれます。

この断面では、前の断面で見えた Broca 野の続きである**弁蓋部**の一部が観察されます。部位は同じく先の上行枝の溝の後方にありますが、この断面では、**三角部**は見える場合と見えない場合があります。

また弁蓋部の後方には、**中心前回下部**が接する形で存在しています。また脳室の後ろの後角が突出する方向に延長線を出してゆくと、その付近が**角回**であり、その前に位置する部位が**縁上回**になります。

これらの構造は Wernicke 野の上方に位置しており、Wernicke 野と同時に観察されることは多くはありません。Wernicke 野は観察されても縁上回の後方にわずかに存在します。

モンロー孔上レベル

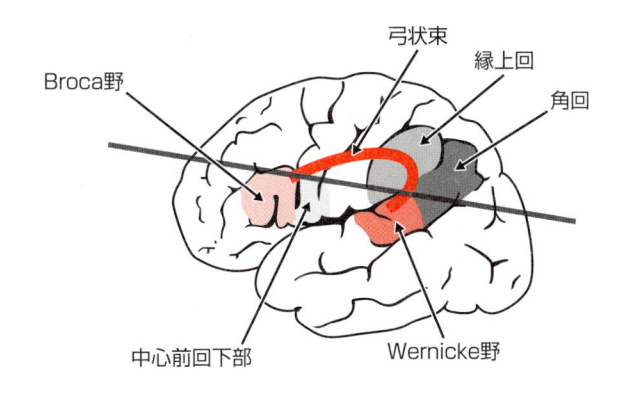

Broca 野・角回・縁上回の同定の仕方

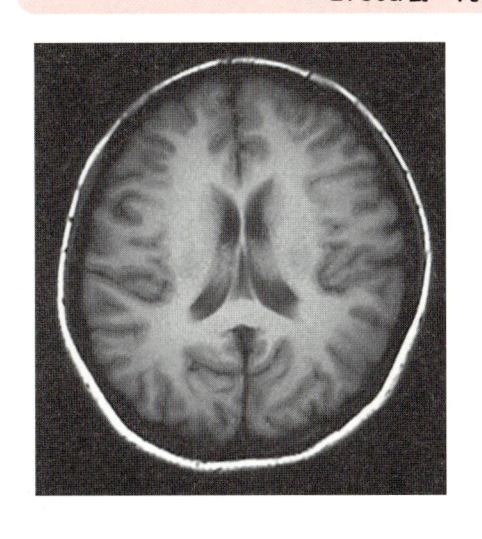

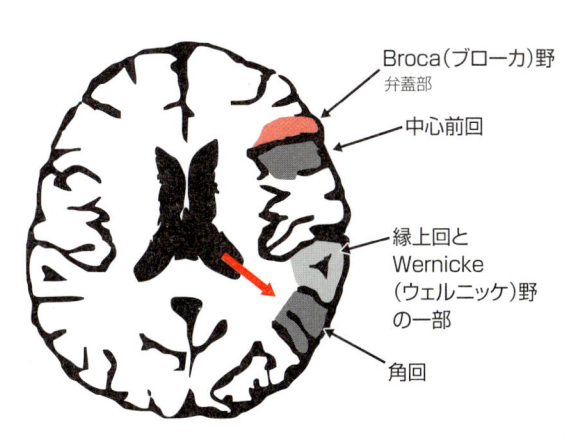

■ 半卵円部

先のスライスの上になると、脳室の上端が一部見えます。この場所は**半卵円部**と呼ばれます。

個々のスライスで、脳の後ろに**八の字**のように見えるひときわ目立つ溝があり、これが**後頭間溝**です。脳の中の切れ込みの部分の先に位置するのが**頭頂間溝**です。これに接するすぐ前方が**上頭頂小葉**であり、その前に下頭頂小葉である**縁上回**が存在し、ときに**角回**の一部が存在します。**左頭頂葉の縁上回近傍**(縁上回、上頭頂小葉、角回など)は失行の大きな責任病巣とされています。

もう1つ上のスライスでは、角回、縁上回、下頭頂小葉はなくなり、**上頭頂小葉**が認められます。

失語症でこのほか大切な部位は、**弓状束**という前頭・側頭・頭頂・後頭を結ぶ上縦束の外側を側頭葉から島回の内側を回って弓型に走行する**神経線維連絡**です。なかなかはっきりと同定はしづらいのですが、トラクトグラフィーの観察では、先のBroca野、Wernicke野の見える部位で島回の内側Wernicke野の前方に存在し、もう1つ上の断面の角回・縁上回に接し、側脳室後角の近傍からシルビウス裂の島回に接する内側部を走行しています。

半卵円部とその上方レベル

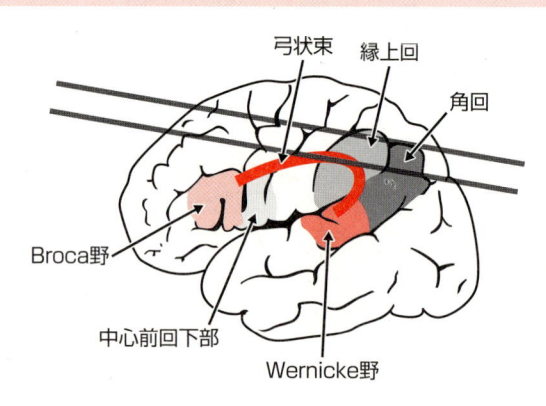

上頭頂小葉・頭頂間溝・縁上回の同定の仕方

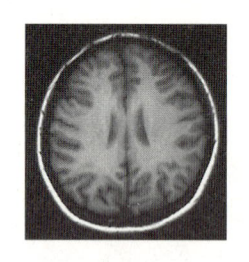

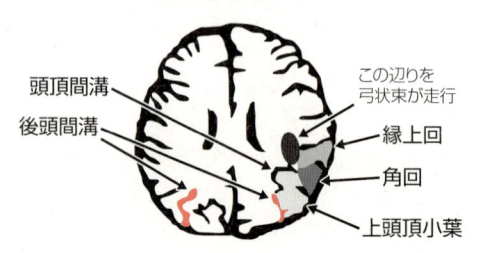

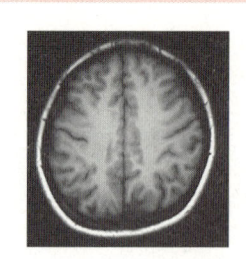

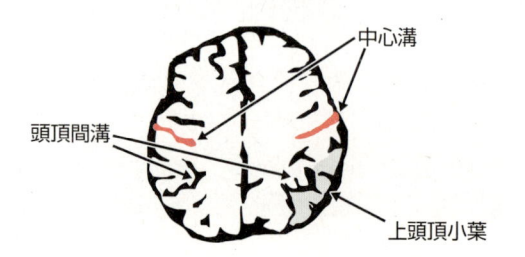

中心溝の同定

中心溝の同定は、脳全体の位置関係を把握するための基本となります。先の半卵円の上のスライスで、脳の表面から中に入っていく溝の中で**オメガ(Ω)を逆さにしたような構造のある溝**を見つけてください。それが**中心溝**です。

その飛び出した部位は手指の運動神経のある運動野と言われており、**precentral knob**（中心前のノブ＝飛び出し）と呼ばれます。この溝の前方が中心前回に相当します。

この位置を把握したら、そこから下のスライスに連続性をたどっていくと、下の構造までの中心溝が同定できます。

中心前回は、一般的には上部ではその後ろの中心後回よりやや太い幅を持っており、それも見分ける1つの手立てとなります。筋萎縮性側索硬化症では、MRIでこの部位の皮質の輝度変化を見ることもあります。

また、中心前回はいったん同定されると、その回が上から下までべったりと運動野のように思われがちですが、下部の手や指、顔に対応する部位では運動野は中心溝に入った部分にあり、むしろ表面から見えるのは腹側運動前野です。つまり、実は中心前回＝一次運動野ではありません。中心前回下部では、後方の溝の中に運動野は存在します。

記憶に関係する部位

● 海馬

記憶に関する経路として、人では2つの回路が重要とされます。この中に位置し、とくに記憶で重要な部位で最近有名であるのは**海馬**と呼ばれる部位です。

海馬は中脳のあたりで観察されます。大脳脚の一番横に張り出した辺りにある、**海馬溝**と呼ばれる切れ込みを見つければあとは簡単です。海馬溝の位置する場所のやや前と後ろに海馬は位置し、そのさらに前は**扁桃体**、海馬の後ろには**海馬傍回**が位置し、海馬傍回の境目に**側副溝**があります。

海馬や海馬傍回を同定したときに萎縮がひどければわかりますが、通常の横断面でその萎縮などを見た目で評価するのはなかなか困難です。最近はVSRADという標準化された脳との対比で海馬の萎縮をスコア化する方法があり、判断に用いられています。このほか冠状断での評価も一般的に行われます。

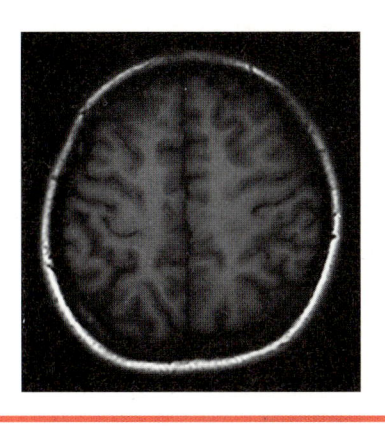

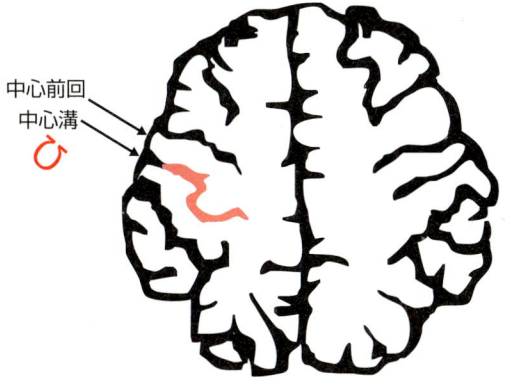

中心溝の同定

Ωを逆さにしたような突出部（precentral knob）が運動野の手指の部位にあたり、その構造のある部分が中心溝

海馬の観察される横断面（中脳の見える断面）

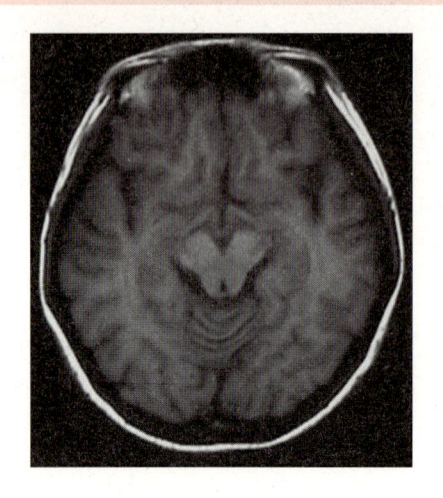

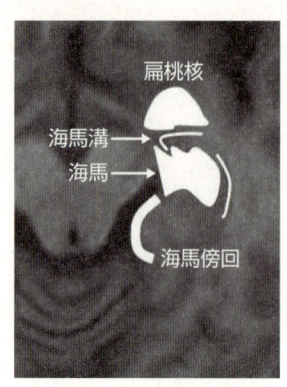

扁桃核
海馬溝
海馬
海馬傍回

● 視床内側部

　もう1つ大切な場所は、**視床の内側部の前核**や**背内側核**の辺りです。この部位がやられたときに、高度の記銘障害や、失見当を生じる場合があります。

　同時に乳頭体の萎縮が見られる場合もあります。脳梗塞ではこのような場所の単発野障害で認知症の症状を出す場合があり、このような認知症は**戦略拠点型脳血管性認知症（strategic infarct dementia）**と呼ばれます。

● 脳梁、帯状回

　このほかの大切な領域として、**脳梁**と呼ばれる部位があります。前方の脳梁膝部と後方の脳梁膨大部は比較的観察がしやすいのですが、真ん中の脳梁体部は厚さがそれほどないために、通常の横断面ではその変化を見落とす場合があります。評価には矢状断や冠状断などでの観察が有効です。

　脳梁は、軸索損傷では頻繁に障害が生じやすく、適切な評価が必要です。横断面で見るときは、できれば薄いスライスで撮ることをおすすめします。通常のスライスでは、病巣が小さいと平均化されわかりづらくなります。

　このほか、脳梁の上に位置する**帯状回**も障害が起きやすい場所とされますが、ここも評価が難しい場所です。

視床内側部の梗塞による認知症

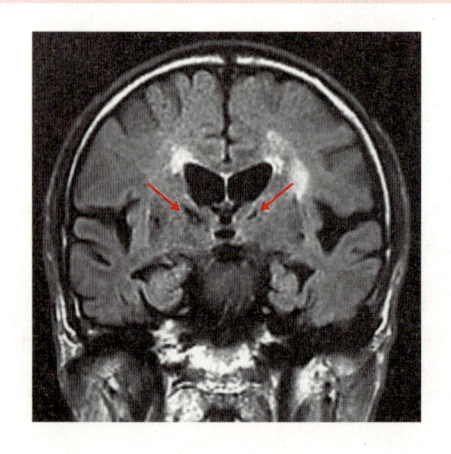

脳梁の微細損傷

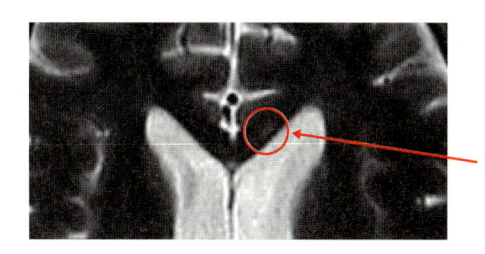

→ 脳梁に損傷の跡

■ 通常のCT、MRIでわからない脳の損傷を見つけるために

最近はこのような部位の評価に、MRI **テンソル画像**という、神経線維の連絡の向きからそのつながりを描出する方法（トラクトグラフィー）があり、評価の参考に使われます。しかし、テンソル画像は人により描出の程度が少し異なり、左右の評価や1人の人の中での評価には有用なようですが、標準的に数値化して使用するのはまだ困難です。

MRIやCT検査のような画像検査は、高次脳機能障害の評価として万能ではありません。画像ではっきりしないからといって脳損傷がないわけではなく、わかりづらくなっているだけです。特に**軸索損傷**は、急性期にはどうにかCTやMRIで微小な出血や浮腫として観察されても、早ければ1週間くらいでもその所見はわかりづらくなります。病初期にMRI検査、特に拡散強調画像などが撮られていると、より障害は明瞭になるのですが、なかなか現実的には、病態によりそのような検査が行えません。

少し時間が経っていても、微小な出血の痕があれば、T2＊（スター）画像などの撮像方法が病巣の検出を高めるとされます。しかし、このような検査も、年単位で経過した後では、はっきりしなくなることもまれではありません。可能であれば、脳外傷であれば初期の数日の画像をしっかりと見てみることが必要です。

脳挫傷では、受傷数日の画像をよく見比べることで、疑わしい場所が見えてくることが少なからずあります。CTでもたいしてほかに病変がないのに、側脳室の後角に出血が見られ、脳室内に出血しているときや、中脳の大脳脚の間の脚間槽だけに妙に出血が溜まっているときは、脳にねじれの力などが加わっている可能性が高く、多くはびまん性軸索損傷を伴っています。このほか、ねじれやずれで生じた微小な出血と思われる像が、白質内に微小な高吸収域として、白い小さな点状の構造が観察され、すぐに消えていくこともしばしば見られます。

上記のように、一生懸命ながめてもどうしても画像所見でははっきりしない場合も、もちろん経験されます。CTやMRIの画像でどうしてもよくわからないときは、高次脳機能障害を証明する手だてとして、**SPECT**や**PET検査**などの、脳の血流や代謝を観察する場合もあります。実際このような検査で初めて異常を示せる場合もあります。

脳梁の拡散テンソル画像

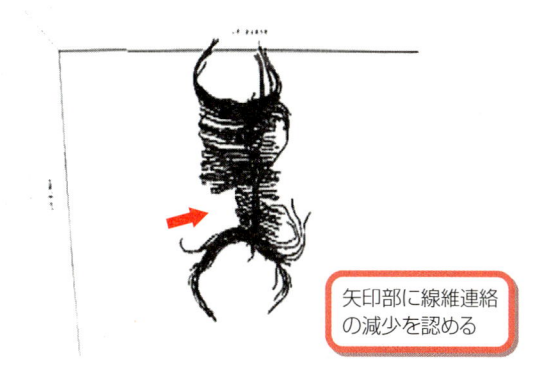

矢印部に線維連絡の減少を認める

13.2 高次脳機能障害での脳画像の症例集

高次脳機能を理解するために、典型的な症状を示した例の画像を提示します。

■画像所見を細かく見ること

以下に典型的な例の画像を提示します。前述のいろいろな機能と関係する部位を、ある程度同定して損傷の部位と程度を見極めることで、回復の程度などもある程度は推察可能です。ただ、この辺りに病気が、ではなく、細かくどこにどの程度の病気が起きているかを考えると、より深い理解につながります。

脳梗塞では、梗塞を起こした場所が、正常な場所に対してくっきりと境界されますので、障害範囲は特定しやすいです。脳出血では出血による血腫とその周辺の浮腫などで症状が出現し、最終的には出血により途絶したネットワークの配線（軸索）のために、症状は残存します。

また、脳挫傷では画像所見の割には改善する例もあれば、画像所見が目立たなくても重度な症状が残る場合もあり、画像所見との対比がうまくできないこともあることを頭に置いておいてください。画像的に広がりがあってよくなる場合は、脳挫傷では脳にずれを生じ裂けたところから出血が滲み出し、そのような出血部位が合わさって比較的大きな血腫になりますが、残存している比較的ダメージの少ない部分もあるために、改善するのだと思われます。また、画像に所見が乏しくても、症状が重い場合は、軸索損傷という微細な配線の断裂があちこちで起こり、そのために脳のネットワークの障害が起きて症状を招いていることが考えられます。

失語と関連する場所

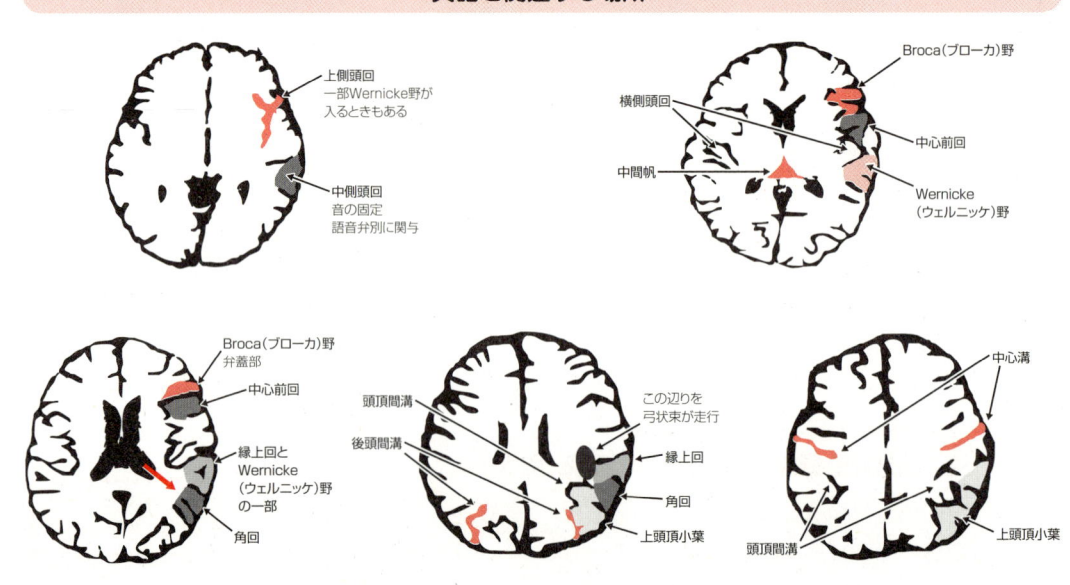

13-2 高次脳機能障害での脳画像の症例集

脳挫傷

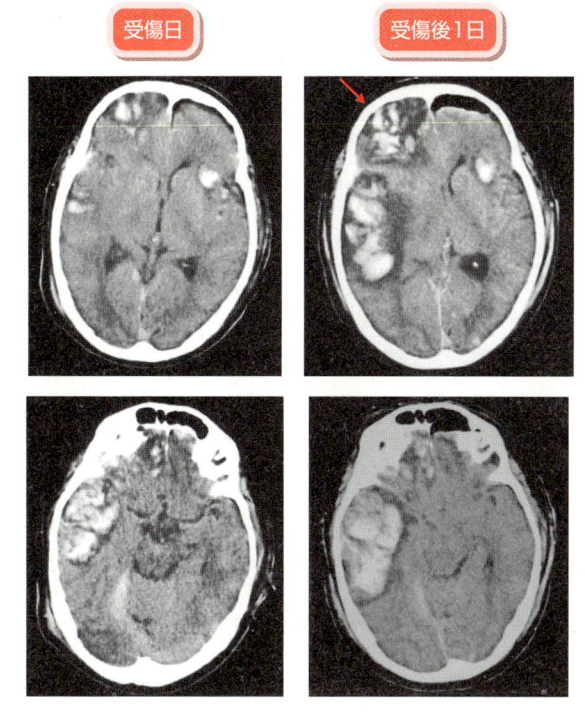

受傷日　受傷後1日

受傷後出血は時間とともに拡大し、周辺の浮腫も増大する。
脳出血の出血と異なり、いくつかの小出血が集まっている（塩こしょう像 salt and pepper appearance →の部位）。

脳外傷（くも膜下出血＋軸索損傷）

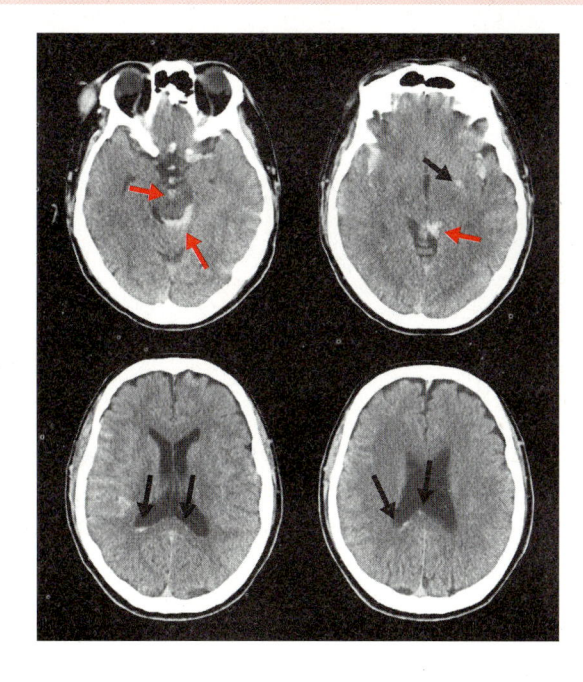

軸索損傷ではしばしば脳室内出血や脚間槽、迂回槽に出血の溜まりを認める（赤矢印）。この例ではこの他基底核に小出血、脳梁にも微小出血がある（黒矢印）。

13-2 高次脳機能障害での脳画像の症例集

伝導失語

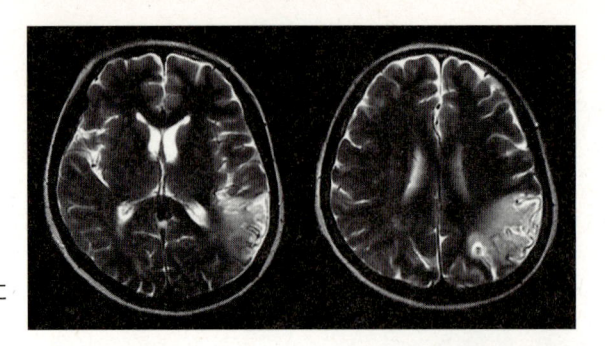

左頭頂葉（角回、縁上回）に
脳梗塞（MRI T2 強調）

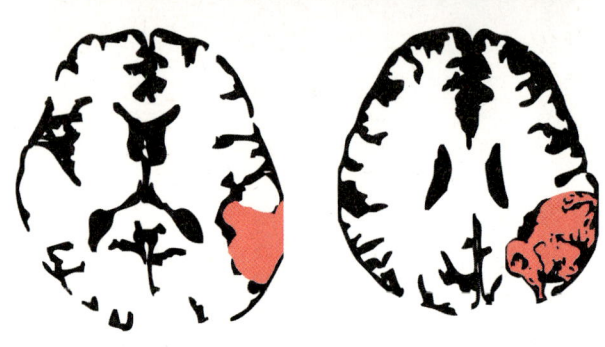

Wernicke 失語①

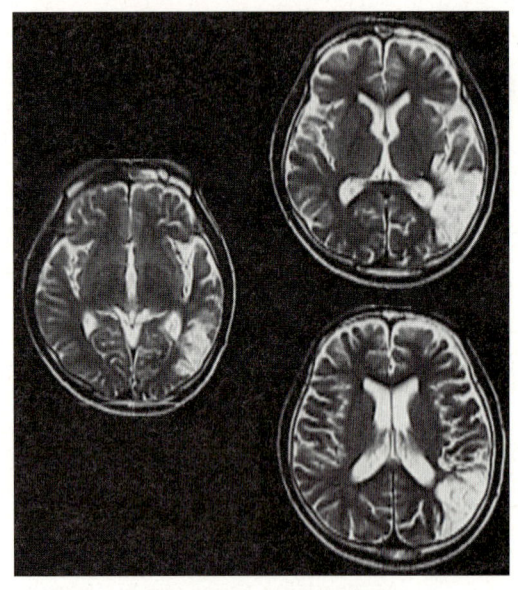

右側頭葉〜頭頂葉に脳梗塞（MRI T2 強調）

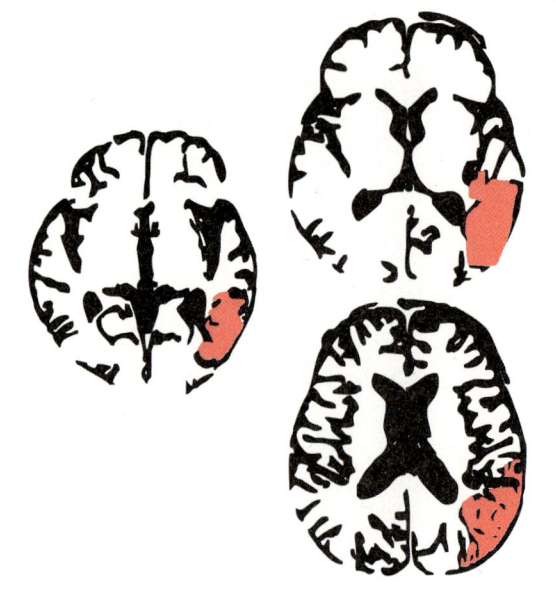

13-2 高次脳機能障害での脳画像の症例集

Wernicke 失語②

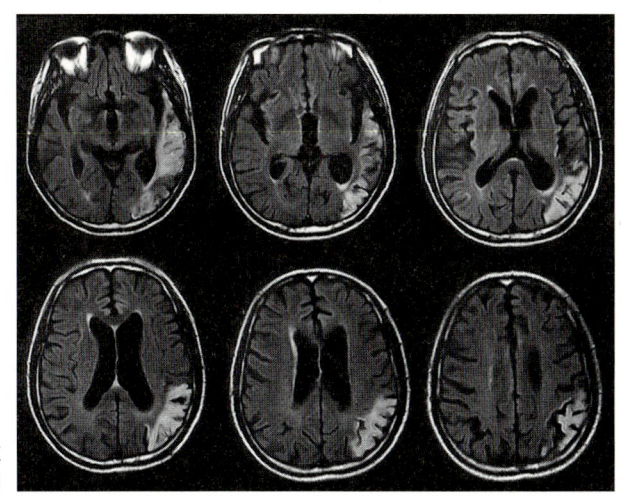

左側頭葉〜頭頂葉に
脳梗塞（MRI FLAIR）

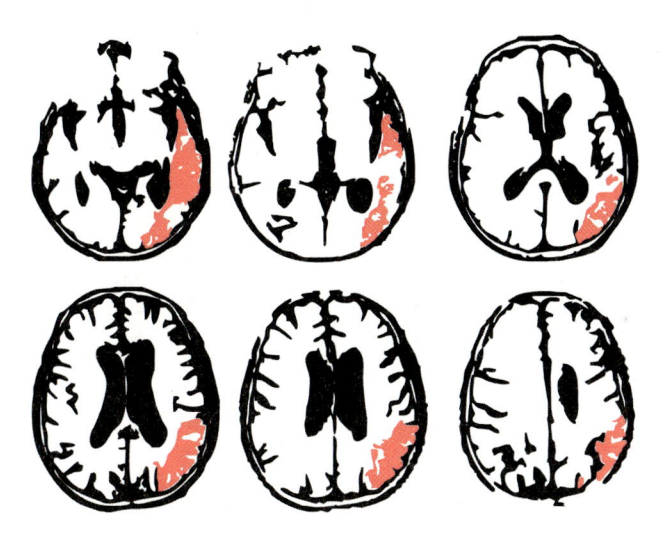

Wernicke 失語③

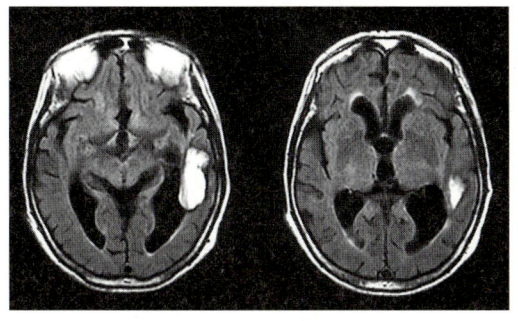

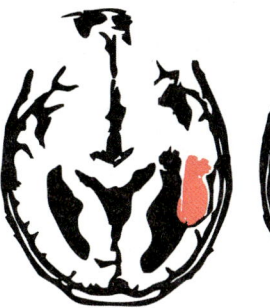

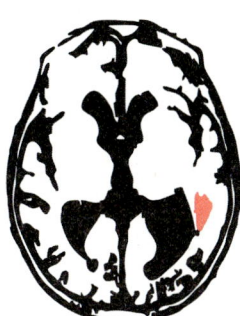

脳出血例。左側頭峡から下側頭葉内側に出血（MRI FLAIR）

純粋語唖

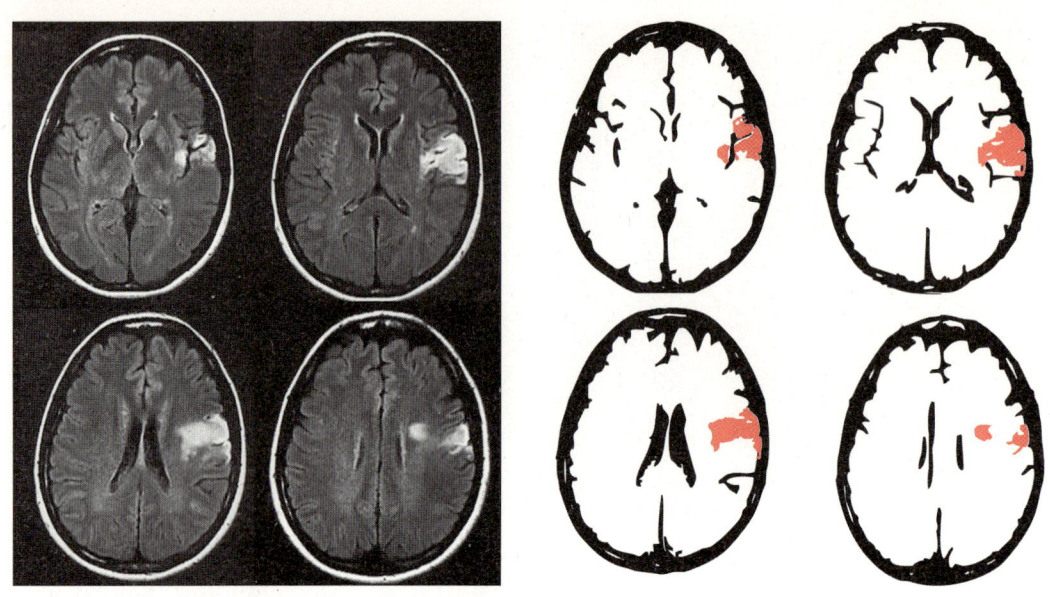

中心前回に比較的限局した病巣で Broca 野は障害を免れている。一部中心後回、島回、放線冠にも梗塞(MRI FLAIR)

Broca 失語①

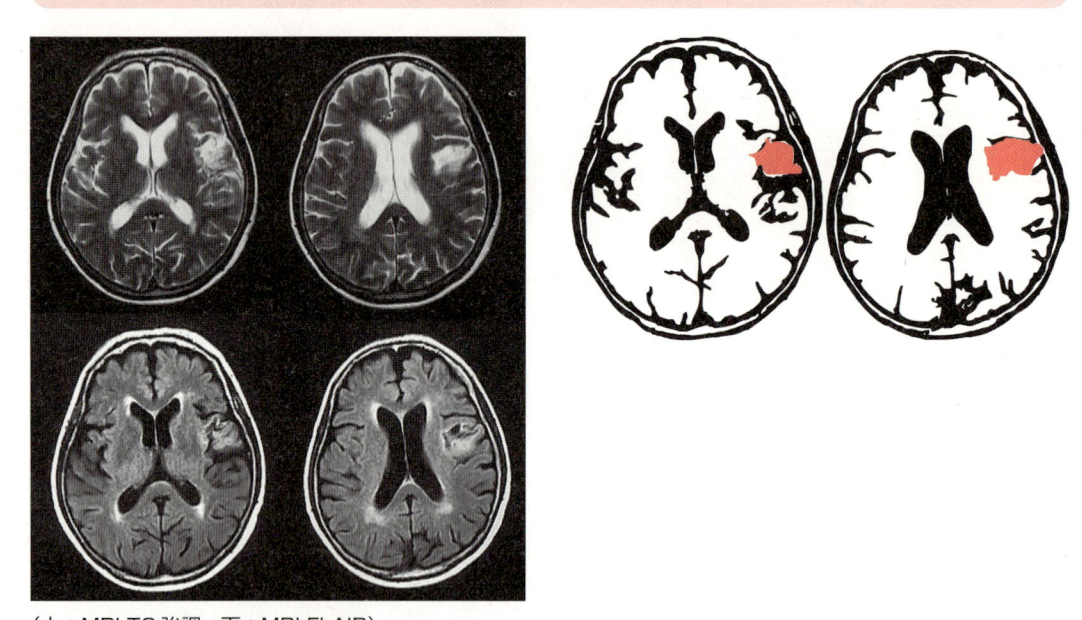

(上:MRI T2 強調　下:MRI FLAIR)
上図の純粋語唖と違い Broca 野弁蓋部が軽度であるが障害。経過良好で喚語困難が軽度に残存。

13-2 高次脳機能障害での脳画像の症例集

Broca 失語②

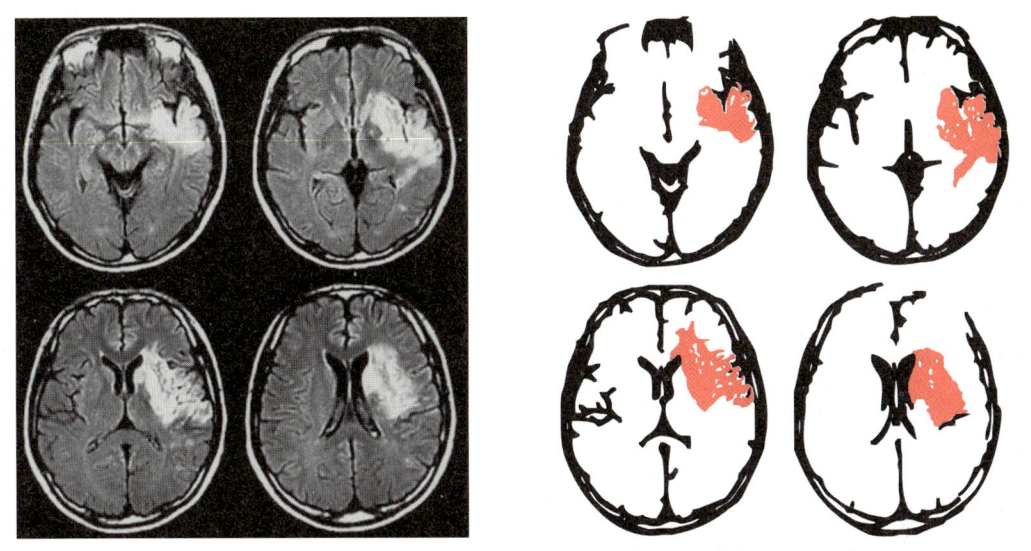

下側頭回、基底核、Broca 野、中心前回および放線冠などの白質を含んだ梗塞（MRI FLAIR）

Broca 失語③

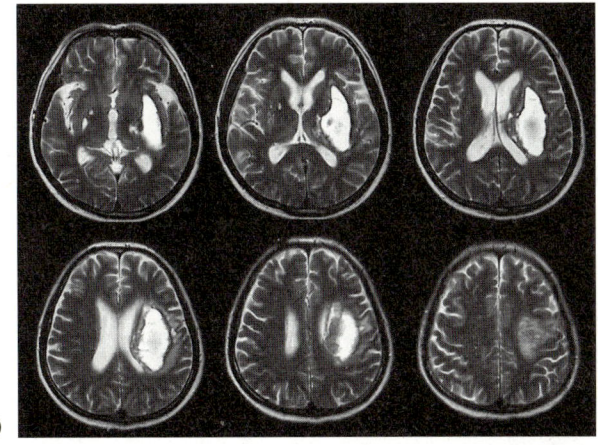

脳出血（被殻）
（MRI T2 強調）

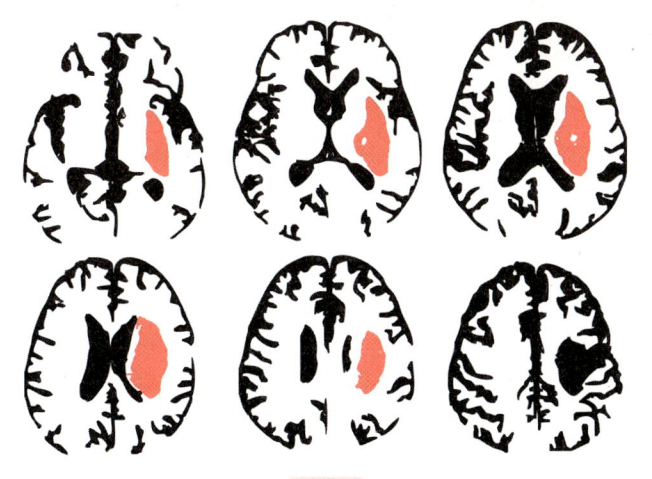

13-2 高次脳機能障害での脳画像の症例集

Broca 領域失語

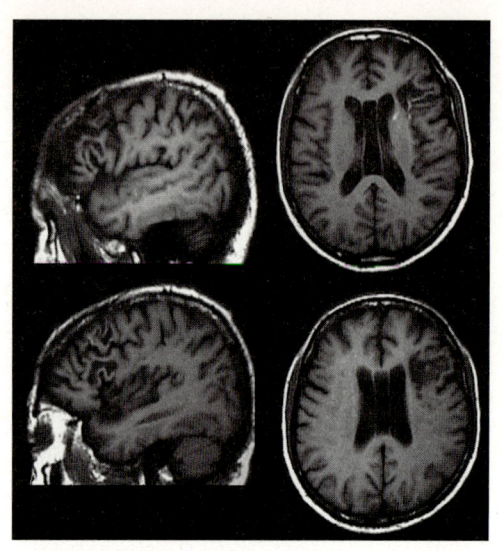

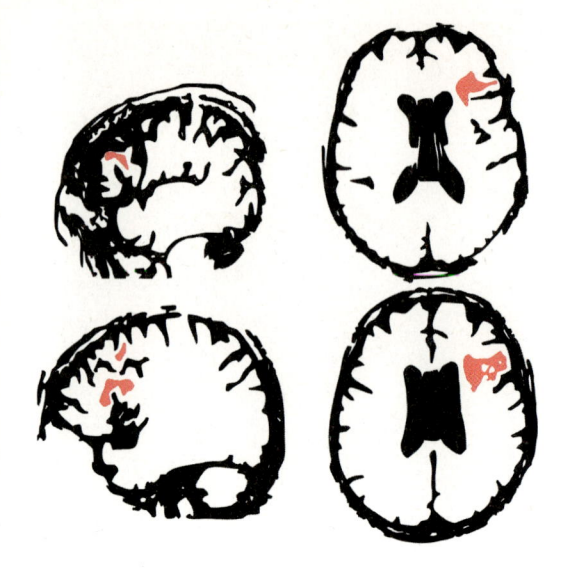

超皮質性感覚失語と失書を認めた（MRI T1 強調）

超皮質性感覚失語①

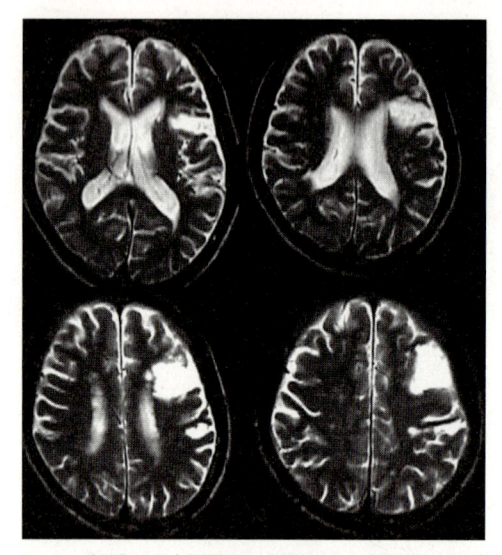

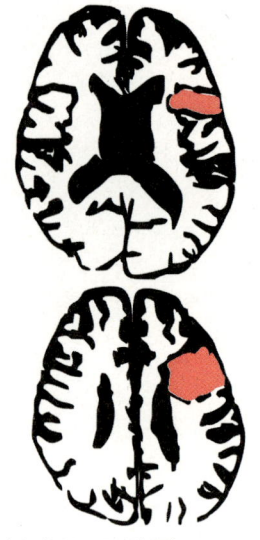

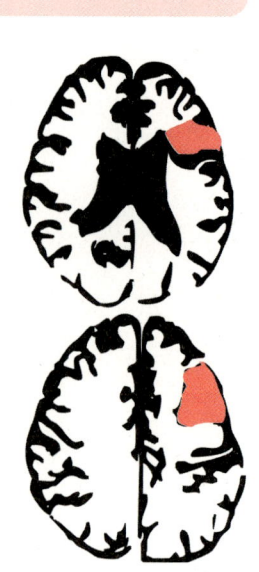

Broca 領域から上側頭回に梗塞巣。反響言語を初期に認めた（MRI T2 強調）

13-2 高次脳機能障害での脳画像の症例集

超皮質性感覚失語②

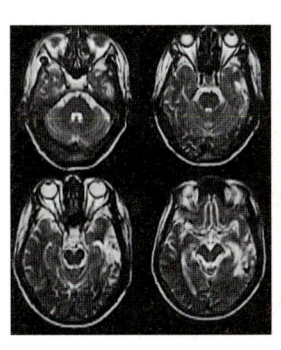

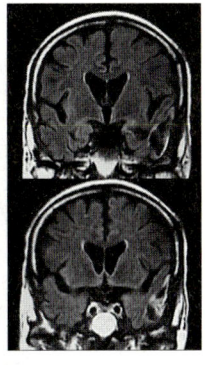

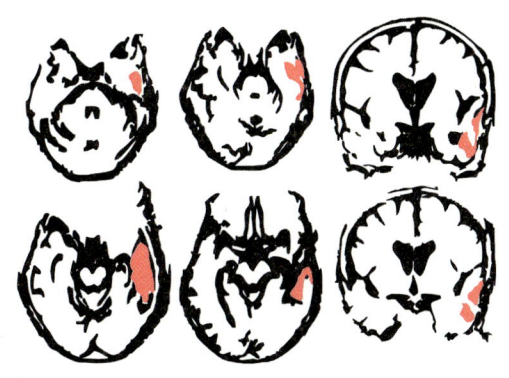

脳出血(中～下側頭葉)(左:MRI T2 強調　右:MRI FLAIR)

超皮質性感覚失語③(語義失語)

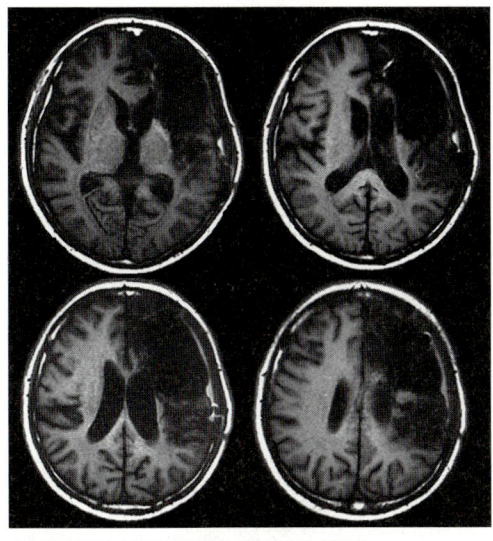

内減圧術(左前頭切除後)(MRI T1 強調)

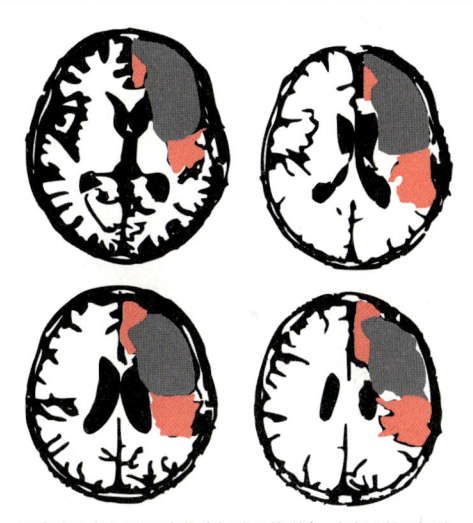

灰色部が脳の切除部(内減圧術後)。赤部が梗塞巣。

超皮質性感覚失語④

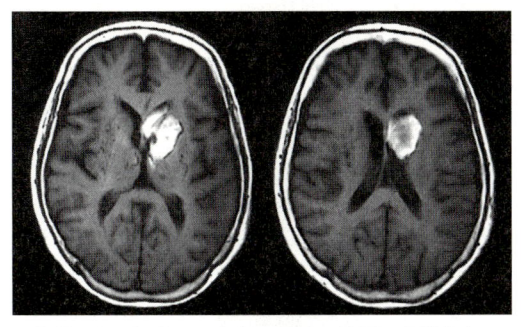

尾状核近傍～視床の脳出血。同時に著明な記銘障害

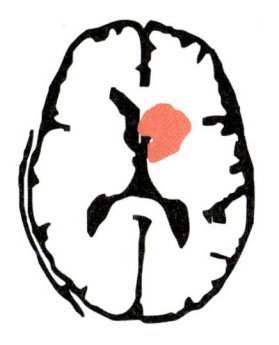

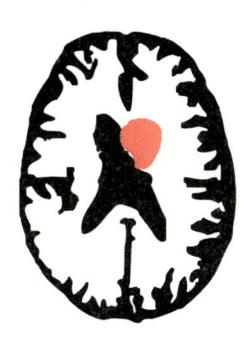

13-2 高次脳機能障害での脳画像の症例集

純粋失読

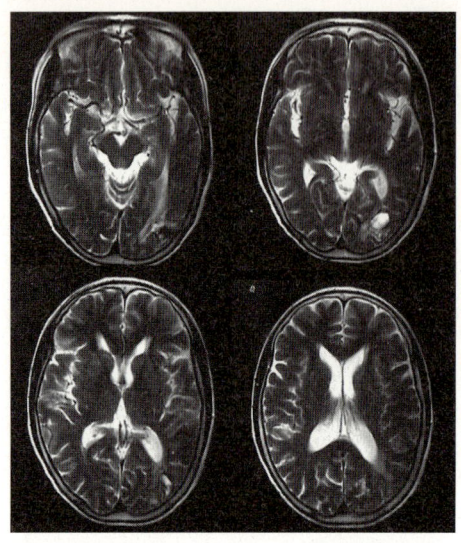

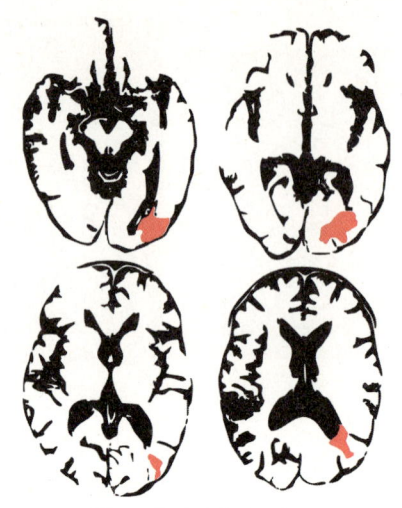

左後頭葉脳室周囲白質、角回周辺白質に脳出血（MRI T2強調）

下側頭回、脳室後後方に出血巣。

漢字を中心とした失読失書

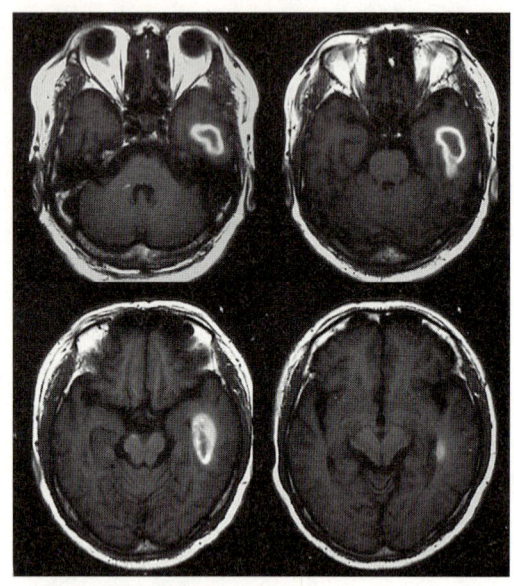

左下側頭回、紡錘回の脳出血

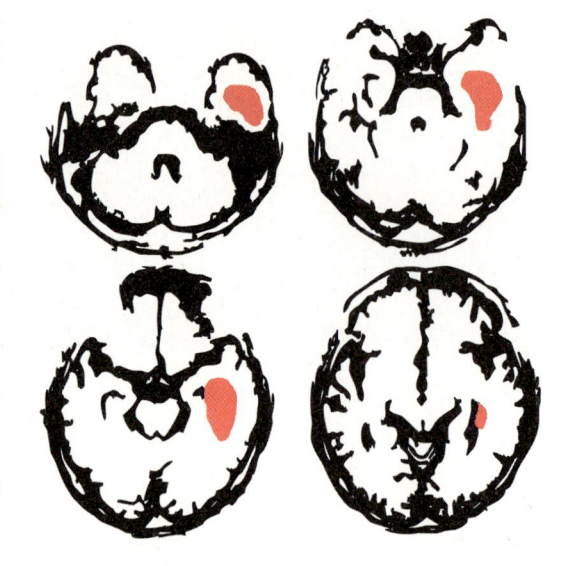

13-2 高次脳機能障害での脳画像の症例集

失行と関連する場所

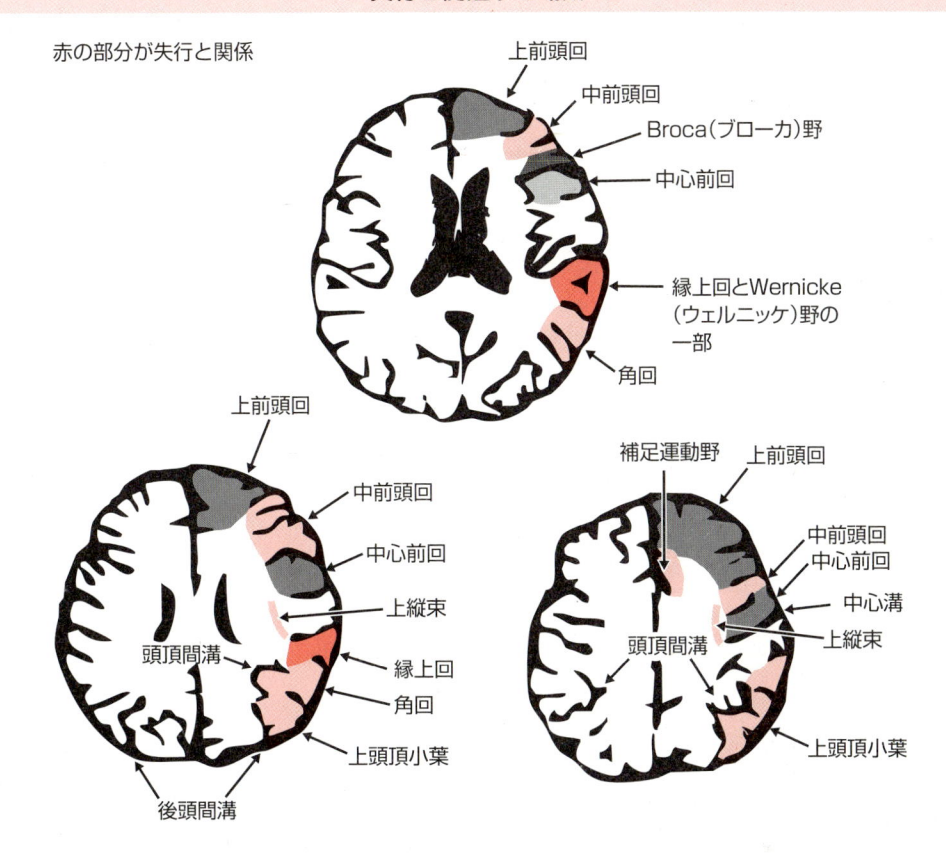

赤の部分が失行と関係

上前頭回
中前頭回
Broca（ブローカ）野
中心前回
縁上回とWernicke（ウェルニッケ）野の一部
角回

上前頭回
中前頭回
中心前回
上縦束
頭頂間溝
縁上回
角回
上頭頂小葉
後頭間溝

補足運動野
上前頭回
中前頭回
中心前回
中心溝
上縦束
頭頂間溝
上頭頂小葉

失行①

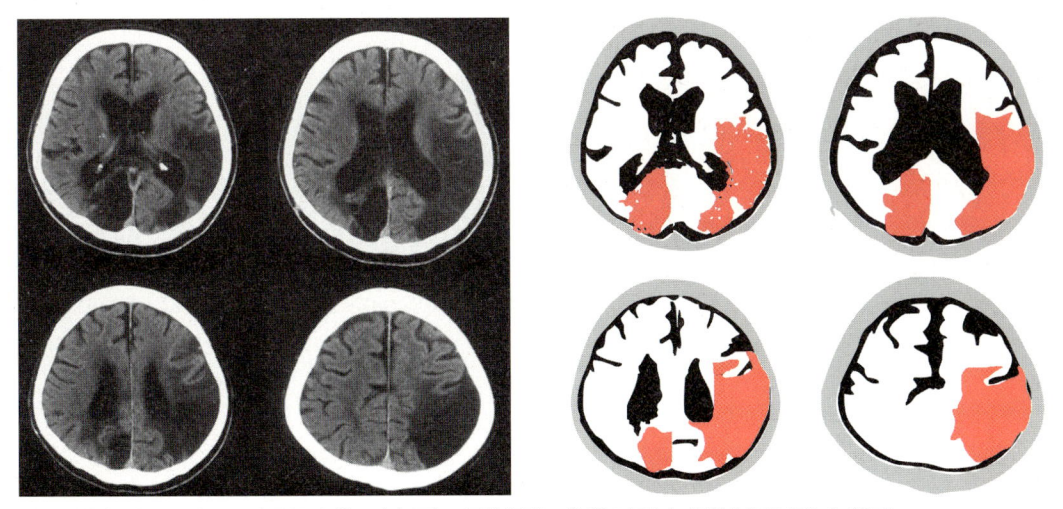

左頭頂葉（縁上回、角回、上頭頂小葉、中心回）、両後頭葉。失行のほかに視覚失調を示した（CT）

13-2 高次脳機能障害での脳画像の症例集

失行②

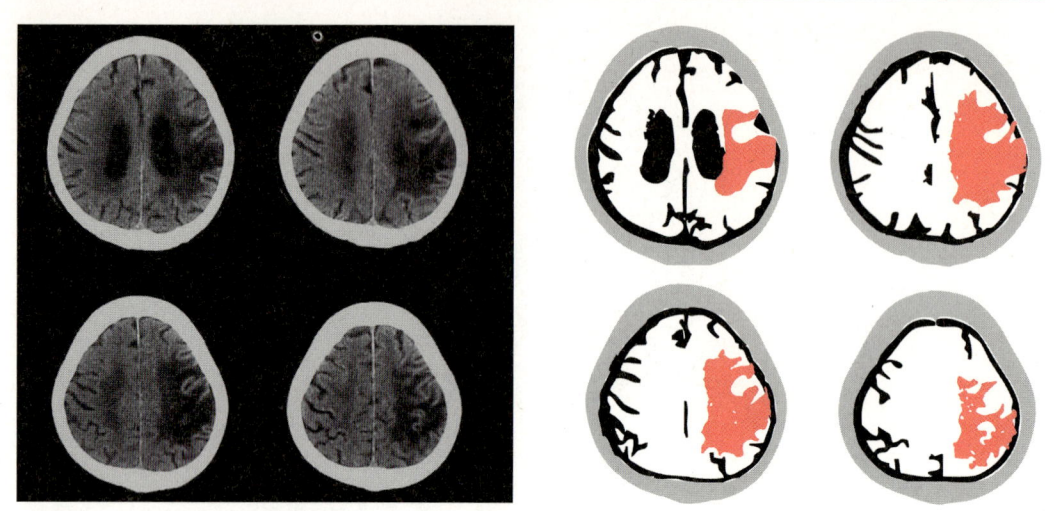

左頭頂葉（縁上回、角回、上頭頂小葉、中心後回）、前頭葉に梗塞。失行のほかに重度失語を示した（CT）

失行③

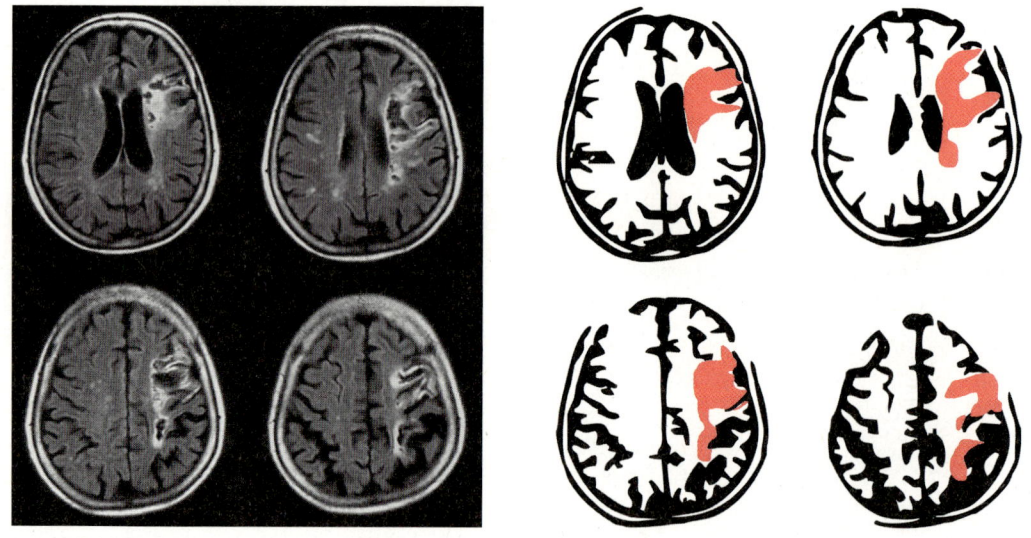

左頭頂葉（上頭頂小葉、中心後回）、前頭葉などの分水嶺梗塞。失行のほかに失語を示した（MRI FLAIR）

13-2 高次脳機能障害での脳画像の症例集

道順障害

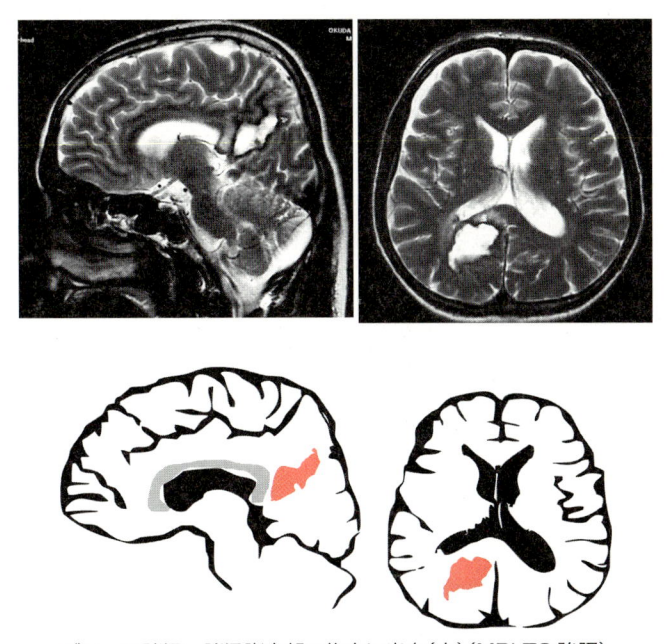

グレーは脳梁。脳梁膨大部の後方に出血（赤）（MRI T2強調）

半側空間無視と関連する場所

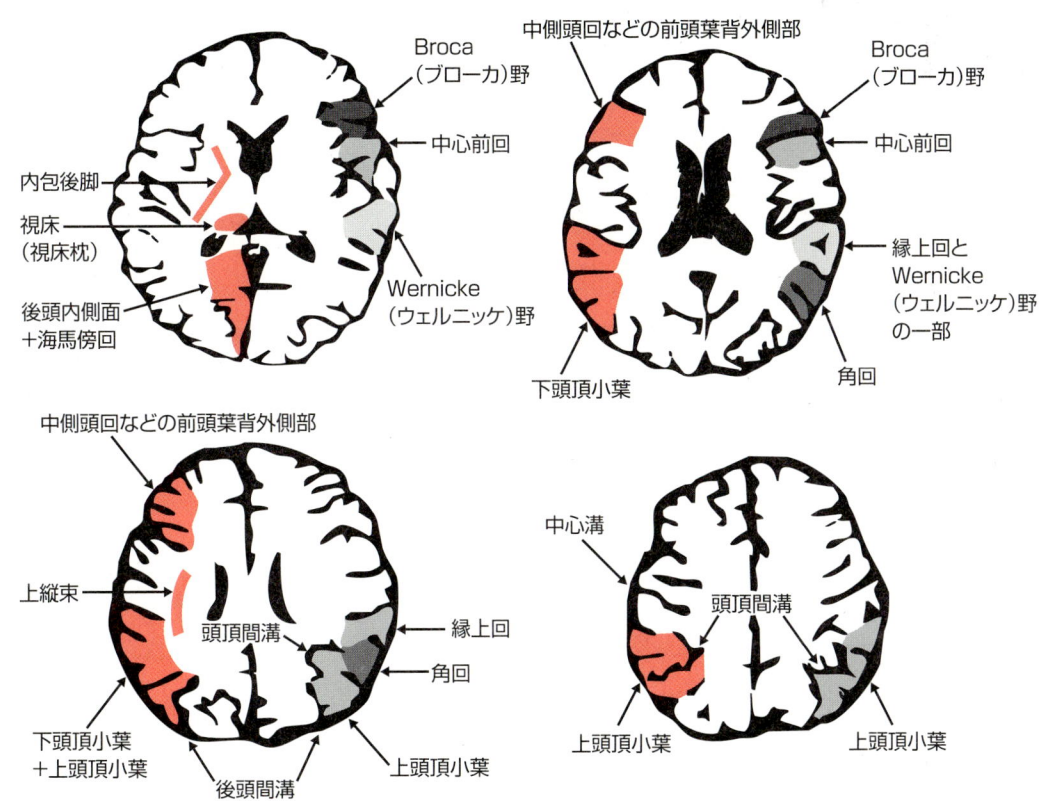

赤の部分が半側空間無視と関係

- Broca（ブローカ）野
- 中心前回
- 内包後脚
- 視床（視床枕）
- 後頭内側面＋海馬傍回
- Wernicke（ウェルニッケ）野

- 中側頭回などの前頭葉背外側部
- Broca（ブローカ）野
- 中心前回
- 縁上回とWernicke（ウェルニッケ）野の一部
- 下頭頂小葉
- 角回

- 中側頭回などの前頭葉背外側部
- 上縦束
- 頭頂間溝
- 縁上回
- 角回
- 下頭頂小葉＋上頭頂小葉
- 後頭間溝
- 上頭頂小葉

- 中心溝
- 頭頂間溝
- 上頭頂小葉
- 上頭頂小葉

13 画像で見る高次脳機能障害と関連ある部位

13-2 高次脳機能障害での脳画像の症例集

半側空間無視①

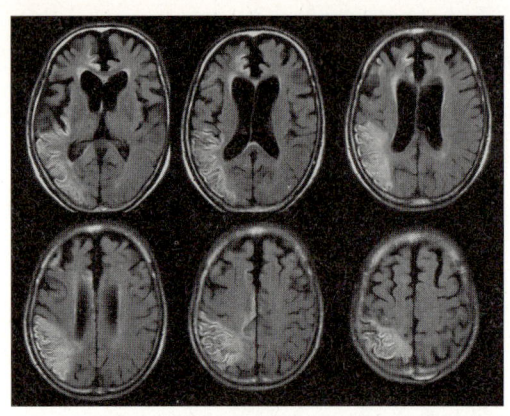

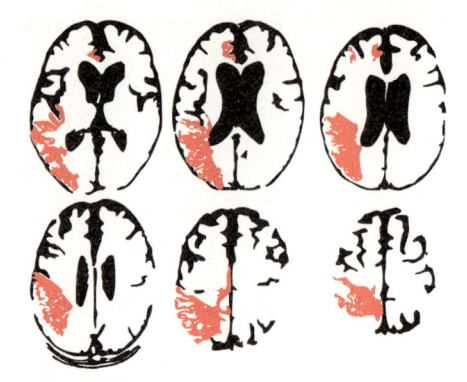

主として右側頭〜頭頂に梗塞巣。その他右前頭葉内側面に軽度梗塞(MRI FLAIR)

右頭頂葉を中心に梗塞巣、右前頭葉内側面にも小梗塞。

半側空間無視②

主として右前頭〜頭頂に梗塞巣(MRI FLAIR)

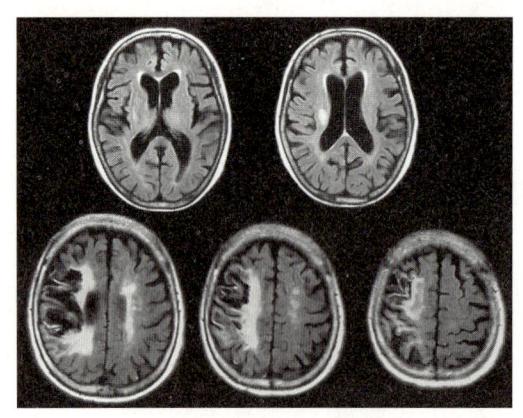

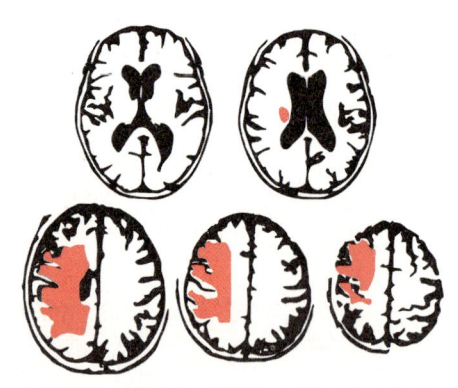

右頭頂葉〜前頭葉に梗塞巣、右放線冠にも梗塞。

半側空間無視③

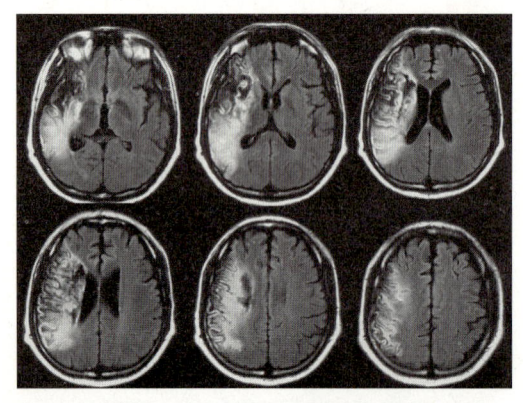

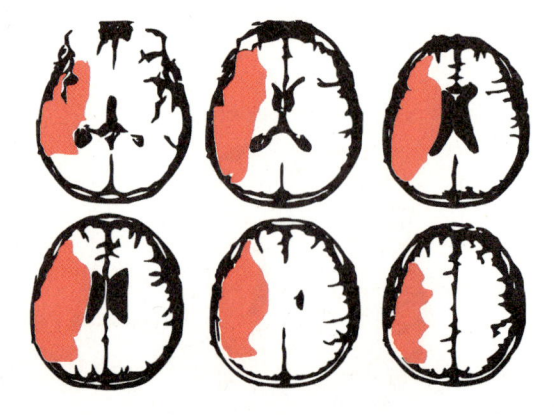

主として右側頭〜前頭〜頭頂に梗塞巣(MRI FLAIR)

13-2 高次脳機能障害での脳画像の症例集

半側空間無視④

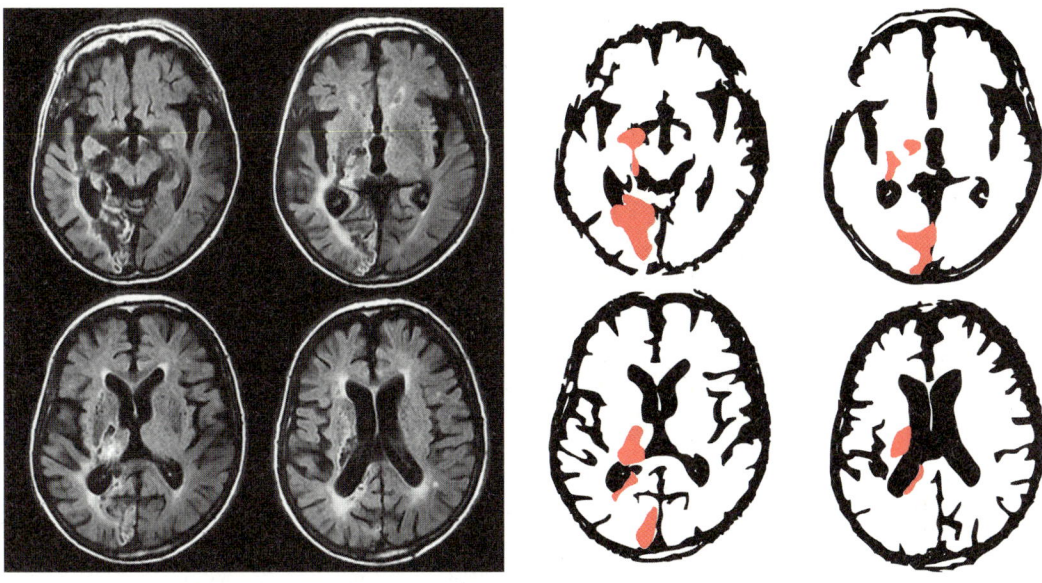

主として右後頭〜側頭葉底面〜内包に梗塞巣（MRI FLAIR）

半側空間無視⑤

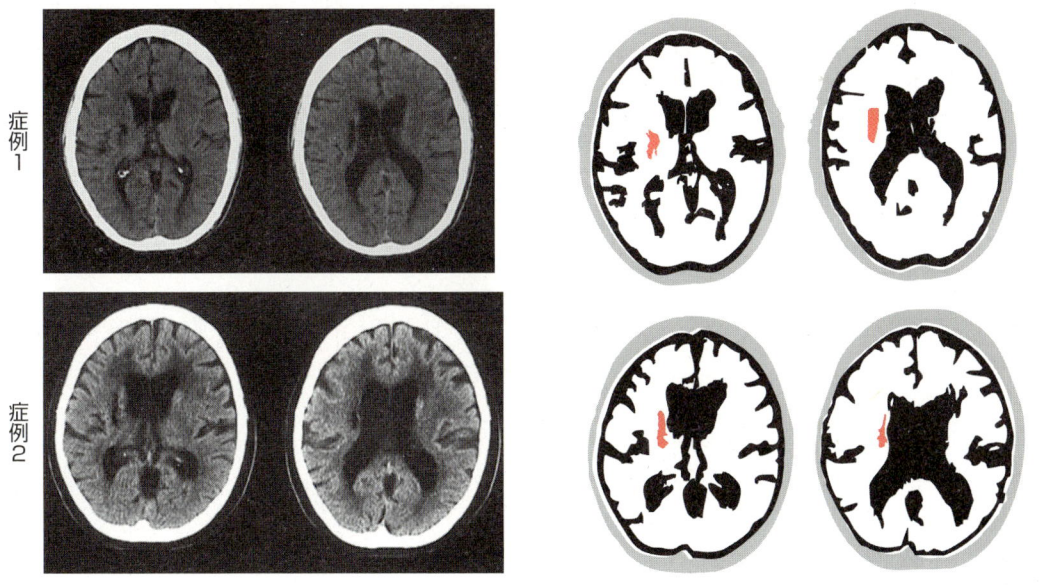

症例1

症例2

右基底核外側〜放線冠の線状梗塞（CT）

13-2 高次脳機能障害での脳画像の症例集

前頭葉障害①

両側前頭葉眼窩面、両基底核などに挫傷の痕、右脳梁前方部外側に石灰化。事故後いわゆるゴミ屋敷となり、援助下で生活していた（CT）

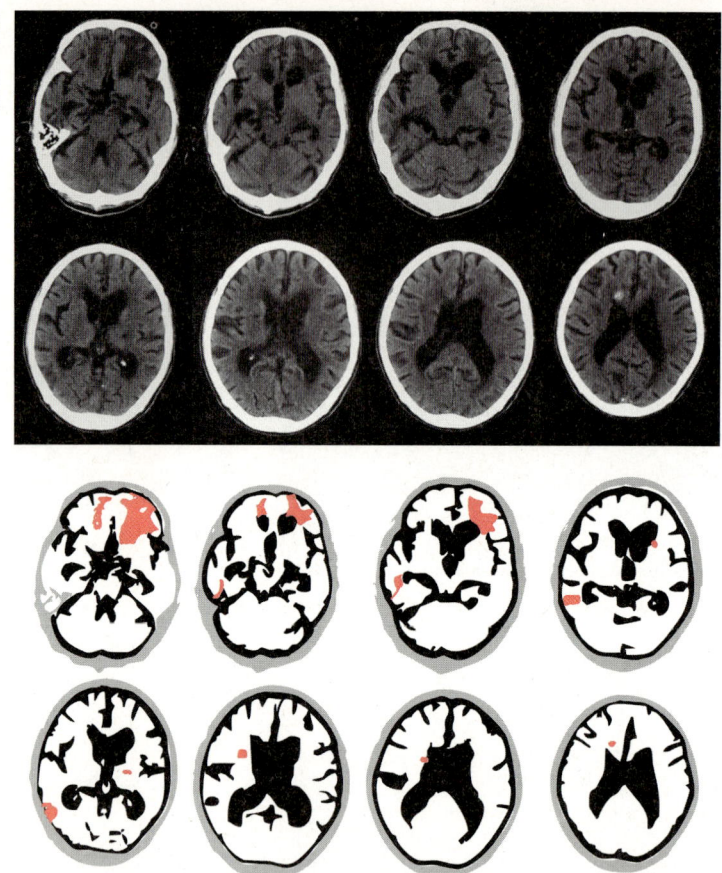

前頭葉障害②

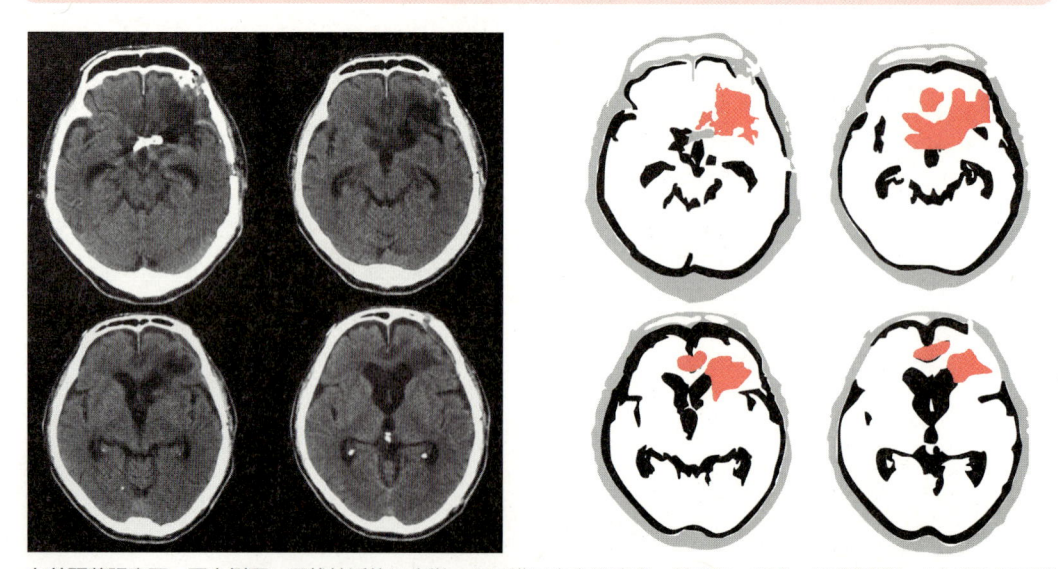

左前頭葉眼窩面、両内側面、尾状核近傍に病巣であった（CT）　　クモ膜下出血後遺症。発病後、混乱、脱抑制著しく在宅生活困難

13-2 高次脳機能障害での脳画像の症例集

前頭葉障害③

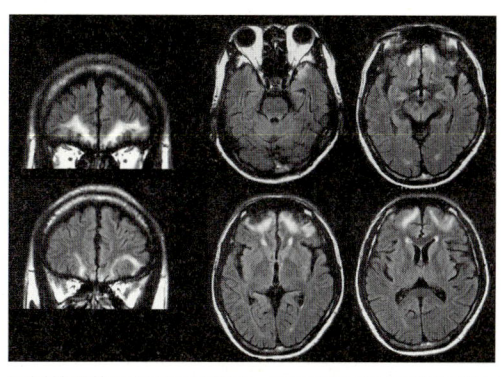

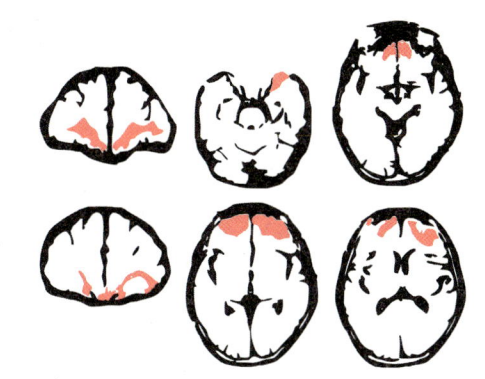

両側前頭葉眼窩面に挫傷痕。事故後多少同時処理能力の低下残存も復職。画像的には派手であるが、挫傷によるグリオーシスという修復過程が主として見えているためか、後遺症的には軽微（MRI FLAIR）

前頭葉障害④

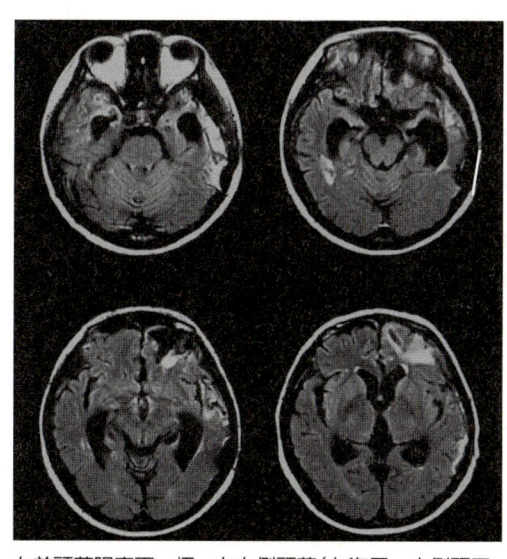

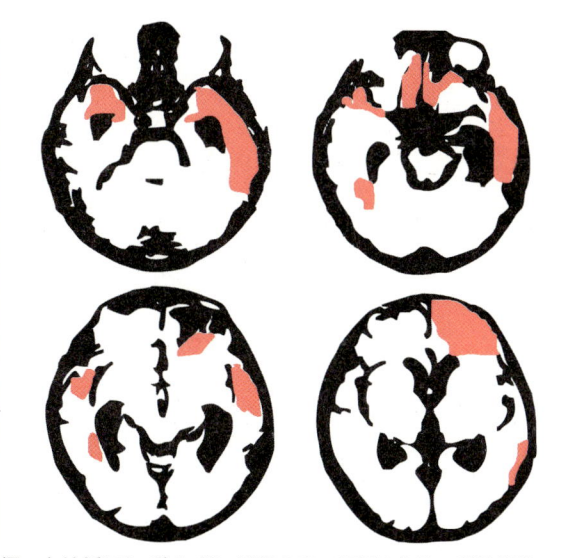

左前頭葉眼窩面〜極、左右側頭葉（左海馬、中側頭回、極、右紡錘回など）などに挫傷の痕。転倒事故後、脱抑制状態が続いたが、改善した。高度記憶障害残存（CT）

13-2 高次脳機能障害での脳画像の症例集

前頭葉障害⑤

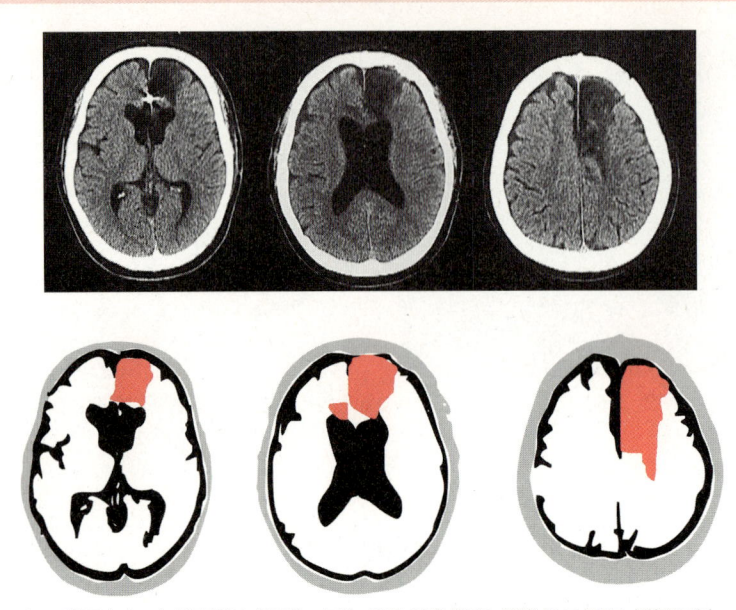

クモ膜下出血。左前頭葉内側面に病巣。高次運動障害、発動性の低下、把握反射、道具の強制使用あり（CT）

MEMO

MEMO

MEMO

引用／参考文献

高次脳機能の基礎知識など（第1章 - 第2章）
山鳥 重．神経心理学入門　医学書院　1985
鎌倉矩子，本多留美．高次脳機能障害の作業療法　三輪書店　2010
石合純夫．高次脳機能障害学　医歯薬出版　2003
田川皓一．神経心理学評価ハンドブック　西村書店　2004
Robinson RG, et al. Mood disorders in stroke patients. Importance of location of lesion. Brain, 1984：107：81-93.
鎌倉矩子，山崎せつ子．高次脳機能障害に対するアプローチ．総合リハビリテーション，1998：26：445-51

ブロードマンの図
Brodmann K. Vergleichende Lokalisationslehre der Gross-hirnrinde. Barth, JA, Leipzig, 1909.
Brodmann K. Fienere Anatomie des Grosshirns. In：Le-wandowsky M, et al, editors. Handbuch der Neurologie. Springer J, Berlin, 1910：206-307.
Kawamura M et al. Broadmann area 12：an historical puzzle relevant to FTLD, Neurology, 2011：76：1596-9.

失語症
大橋 博．失語症　中外医学社　1967
鹿島晴雄，種村 純．よくわかる失語症と高次脳機能障害　永井書店　2003
相馬芳明，田邉敬貴．失語の症候学　医学書院　2003
岩田 誠．臨床医が語る脳とコトバのはなし　日本評論社　2005
岩田 誠，河村満．神経文字学—読み書きの神経科学　医学書院　2007
大槻美佳．失語症の定義とタイプ分類．神経内科，2008：68(suppl5)：155-165.
Dronkers NF et al. Paul Broca's historic cases：high resolution MR imaging of the brains of Leborgne and Lelong. Brain, 2007：130：1432-41.
Roux FE et al. Who actually read Exner? Returning to the source of the frontal"writing centre"hypothesis. Cortex, 2010：46：1204-10.
Catani M et al. Perisylvian language networks of the human brain. Annals of Neurology, 2005：57：8-16.
Catani M, Mesulam M. The arcuate fasciculus and the disconnection theme in language and aphasia：History and current state. Cortex, 2008：44：953-61.

失行
Signoret JL, North P. Les apraxies gestuelles.（訳）渡辺俊三，寺田光徳．失行症　医学書院　1984
河村満，田邉敬貴，山鳥 重．＜神経心理学コレクション＞失行　医学書院　2011
De Renzi E. &Lucchelli F.：Ideational apraxia. Brain, 988：111：1173-1185.
山鳥 重：観念失行—使用失行—のメカニズム．神経進歩，1994：38：540-545.
Ochipa, C et al. Conceptual apraxia in Alzheimer's disease. Brain, 1992：115：1061-1071.
Geschwind N. Disconnection syndromes in animals and man. parts I and II. Brain, 1965：88：237-294. 585-644.
中川賀嗣．概念失行，使用失行，パントマイム失行など—新たな可能性—．失行．高次脳機能障害各論．高次脳機能障害のすべて．神経内科，2008：68(suppl. 5)：301-308.
Brain R. Visual disorientation with special reference to lesions of the right cerebral hemisphere. Brain, 1941：64：244- 272.

Gibson JJ. The Theory of Affordances. In *Perceiving, Acting, and Knowing*, Eds. Robert Shaw and John Bransford, Erlbaum Hillsdale, NJ 1977.

失認
鈴木匡子. ＜神経心理学コレクション＞視覚性認知の神経心理学 医学書院 2010
高橋伸佳. ＜神経心理学コレクション＞街を歩く神経心理学 医学書院 2009
Babinski J. Contribution à l'étude des troubles mentaux dans l'hémiplégie organique cérébrale (anosognosie). Revue Neurologique, 1914：27：845-848.
Gerstmann J. Syndrome of finger agnosia, disorientation for right and left, agraphia and acalculia. Arch Neurol Psychiatr, 1940：44：398-408.
Rosenberg-Lee M et al. Functional dissociations between four basic arithmetic operations in the human posterior parietal cortex：a cytoarchitectonic mapping study. Neuropsychologia, 2011：49：2592-608.
Bisiach E et al. Unawareness of disease following lesions of the right hemisphere：anosognosia for hemiplegia and anosognosia for hemianopia. Neuropsychologia, 1986：24：471-82.

注意障害
鹿島晴雄 他. 注意障害と前頭葉損傷. 神経研究の進歩, 1986：30：847-848.
宮森孝史. 右脳損傷とリハビリテーション 心理学的問題点, 総合リハビリテーション, 1988：16：855-62.
Cherry EC. Some Experiments on the Recognition of Speech, with One and with Two Ears. Journal of Acoustic Society of America, 1953：25：975-9.
Simons DJ, Chabris CF. Gorillas in our midst：sustained inattentional blindness for dynamic events. Perception, 1999：28：1059-74.

半側空間無視
石合純夫. ＜神経心理学コレクション＞失われた空間 医学書院 2009
Kinsbourne M. Hemineglect and hemispheric rivaly. Hemi-inattention and Hemisphere Specialization. Raven Press, 1977：41-49.
Bisiach E, Luzzati C. Unilateral neglect of representation space. Cortex, 1978：14：129-33.
Mesulam M-M. Spatial attention and neglect：parietal, frontal, and cingulate contributions to the mental representation and attentional targeting of salient extrapersonal events. Philos Trans R Soc Lond B, 1999：354：1325-46.
Heilman K. M. &Valenstein E. Mechanisms underlying hemispatial neglect. Ann. Neurol, 1979：5：166-170
Makis N et al. Segmentation of Subcomponents within the Superior Longitudinal Fascicle in Humans：A Quantitative, *In Vivo*, DT-MRI Study. Cereb Cortex, 2005：15：854-869.
Marshall JC, Halligan PW. Seeing the forest but only half the trees? Nature, 1995：373：521-3.
Schmid MC et al. Blindsight depends on the lateral geniculate nucleus Nature, 2010：466：373-377.
Anton G. Uber die Selbstwahrnenhmung der Herederkarankungen des Gehirns durch den Kranken bein Rindenblindheit und Rindentaubheit. Arch Psychiatrie, 1899：32：86-127.

記憶障害
石合純夫. 高次神経機能障害 新興医学出版社 1997
Miller GA. The magical number seven, plus or minus two：Some limits on our capacity for processing information. Psychological Review, 1956：63：81-97
本多留美, 綿森淑子. 日本版リバーミード行動記憶検査 痴呆症学 (1) 日本臨床 61巻(増刊9), 2003：261-5.

Clifton GL et al. Neurological course and correlated computerized tomography findings after severe closed head injury. J Neurosurg, 1980：50：611-24.
Van Gorp WG et al. Neuropsychological processes associated with normal aging. Dev Neuropsychol, 1990：6-279-90.

遂行機能障害、前頭葉障害
坂井克之．前頭葉は脳の社長さん？　講談社　2007
武田克彦，波多野和夫．高次脳機能障害—その概念と画像診断　中外医学社　2006
Tsujimoto S et al. Evaluating self-generated decisions in frontal pole cortex of monkeys. Nat Neurosci, 2010：13(1)：120-6.
Damasio AR. Descartes' Error：Emotion, Reason, and the Human Brain. Putnam Publishing, 1994：173-5.

感情と行動の障害
先崎 章．高次脳機能障害　精神医学・心理学的対応ポケットマニュアル　医歯薬出版　2009
Elliott FA. The episodic dyscontrol syndrome and aggression. Neurologic Clinics, 1984：2：113-25.
Schmahmann JD. Disorders of ataxia, dysmetria of thought, cerebellar cognitive affective syndrome. J Neuropsychiatry Clin Neurosci, 2004：16：367-78.
Premack DG, Woodruff G. Does the chimpanzee have a theory of mind? Behavioral and Brain Sciences, 1978：1：515-526.

患者・家族への支援とアプローチ
中島八十一，寺島彰．高次脳機能障害ハンドブック　医学書院　2006
米本恭三，渡邉修，橋本圭司．高次脳機能障害対応マニュアル—初回面接から長期支援までのエッセンシャルズ　南江堂　2008
橋本圭司．リハビリテーション入門　失われた機能をいかに補うか　PHP新書　2010

患者・家族の実体験を知るのによい本
渡邉修 解説・監修，福元のぼる・福元はな．マンガ家が描いた失語症体験記 高次脳機能障害の世界　医歯薬出版　2010
柴本 礼．日々コウジ中　主婦の友社　2010
柴本 礼．続・日々コウジ中　主婦の友社　2011

神経学に貢献した方に関して
Pryse-Phillips W. Companion to Clinical Neurology. Oxford University Press, 2003

和文索引

あ

アイオワギャンブリング課題 ……………… 113
アスペルガー症候群 ………………………… 70
アナルトリー ……………… 24, 27, 35, 41
アパシー …………………………………… 118
アフォーダンス ……………………………… 48
アルツハイマー病 ……………… 5, 48, 62, 93
アルバートの線分抹消検査 ……………… 16, 86
アントン症候群 ……………………………… 90

う

ウイスコンシン　カード　ソーティング　テスト
　……………………………………………… 112
ウェイス・スリー …………………………… 64
ウェクスラー記憶検査改訂版 ………… 17, 98
ウェクスラー成人知能検査改訂版 …… 16, 64
ウェスタン総合失語症検査 ……… 16, 31, 50
ウェルニッケ失語 ……… 24, 34, 56, 142, 143
ウェルニッケ野 …… 18, 33, 34, 35, 37, 38, 42,
　47, 133, 134, 135, 136
ウェルニッケ-リヒトハイムの失語図式 …… 24
ウェルニッケ領域失語 ……………………… 35
うつ状態 …………………………………… 6, 7
うつ病 ………………………………… 5, 6, 7, 120
運動維持困難 ……………………………… 109
運動開始困難 ……………………………… 109
運動保続 …………………………………… 109

え

エクスナー書字中枢 …………………… 36, 39
エピソード記憶 ………………………… 92, 93
遠隔記憶 …………………………………… 92
縁上回 …… 18, 20, 27, 28, 29, 34, 35, 37, 44,
　47, 84, 135, 136

お

横回（横側頭回） ……… 18, 29, 34, 35, 134
音韻性錯語 ……………………… 22, 23, 27, 34
音韻ループ …………………………… 28, 33

か

介護保険 ……………………………… 8, 9, 126
外側前頭前野 ……………………… 18, 106, 112
概念失行 ……………………………… 45, 47
海馬 ……………… 18, 55, 56, 94, 121, 137, 138
海馬傍回 ……………… 55, 84, 90, 94, 132, 137
角回 …… 18, 20, 26, 30, 34, 38, 39, 44, 47,
　57, 135, 136, 148, 149, 150
拡散テンソル ……………………………… 139
学習障害 ……………………… 55, 57, 62, 70
覚醒水準 ……………………………………… 72
カクテルパーティー効果 …………………… 80
片麻痺の否認 ……………………………… 56
下頭頂小葉 ……………… 18, 28, 34, 84, 136
カラーバス効果 …………………………… 80
カール・ウェルニッケ ……………………… 42
カロリック刺激 …………………………… 88
考え無精 ………………………………… 110, 118
間隔伸長法 ………………………………… 102
喚語困難 ……………… 22, 26, 35, 36, 37, 41
感情失禁 ……………………………… 121, 122
感情障害 ………… 6, 7, 63, 104, 118, 120, 123
観念運動性失行 ……… 44, 45, 46, 47, 48, 50, 52
観念性失行 ……………… 44, 45, 47, 48, 50

き

記憶障害 …… 3, 5, 10, 12, 13, 14, 16, 18, 59,
　63, 69, 70, 93, 95, 97, 101, 102, 104, 115,
　155
基底外側（辺縁）回路 ………………… 94, 95
逆行性健忘 ………………………………… 93
弓状束
　…… 18, 20, 27, 28, 33, 34, 37, 42, 85, 136
近時記憶 …………………………………… 92

く

空間表象説 ………………………………… 83
クラムジネス ……………………………… 48

け

ゲルストマン症候群 …………………… 57, 60

言語性 IQ ································· 64
言語性短期記憶障害 ············· 24, 28, 33
言語聴覚士 ································ 8

こ

構音障害 ······················ 8, 14, 27, 41
高次運動障害 ··············· 13, 109, 156
構成失行（構成障害）············· 44, 49
行動性無視検査 ···················· 16, 86
行動と感情の障害 ························ 12
高頻度・低頻度 ···························· 40
語音弁別障害 ······························ 29
語義失語 ····································· 37
心の理論 ··························· 119, 124
コース立方体組み合わせ検査 ···· 16, 49, 67
語性錯語 ························· 22, 23, 27
語漏 ·· 34
混合型超皮質性失語 ···················· 37

さ

作業記憶
　······ 28, 29, 33, 74, 92, 106, 107, 113, 121
作業療法士 ·································· 9
錯語 ····················· 22, 23, 33, 34, 37, 41
左右見当識障害（左右失認）········ 57
三角部 ······························ 134, 135
残語 ·· 38

し

視運動刺激 ······························· 88
視覚失認 ······················ 18, 54, 59, 60
自己修正 ····································· 33
視床 ·············· 18, 74, 84, 121, 132, 138, 147
肢節運動失行 ······················ 44, 48, 50
持続的注意 ·················· 72, 75, 76, 77, 113
失行（症）··· 3, 10, 12, 13, 14, 17, 18, 31, 39,
　44, 46, 47, 48, 49, 50, 51, 52, 56, 65, 85,
　118, 122, 136, 149, 150
失語症 ······ 10, 12, 13, 14, 16, 18, 22, 23, 24,
　25, 27, 29, 31, 33, 34, 35, 38, 40, 41, 42,
　47, 56, 59, 62, 64, 65, 67, 72, 83, 115,
　122, 126, 136
失算 ·· 57
失書 ····················· 18, 30, 38, 39, 57, 146

失声 ·· 27
失読失書 ······················ 30, 39, 148
失認 ············ 3, 10, 12, 13, 17, 18, 44, 54, 60
実用コミュニケーション能力検査 ······ 16, 31
ジャルゴン（ジャーゴン）··········· 22, 23, 34, 38
手指失認 ····························· 57, 60
純粋語唖 ····················· 24, 35, 144
純粋語聾 ························· 35, 44, 58
純粋失書 ····························· 30, 39
純粋失読 ··························· 30, 38, 148
消去現象 ····································· 85
使用失行 ····························· 47, 48
上縦束 ····················· 42, 84, 85, 136
情緒障害 ································· 120
上頭頂小葉 ················· 39, 47, 57, 136
情動障害 ································· 120
触覚失認 ····································· 55
人格障害 ································· 120
新造語 ························· 22, 23, 27, 34
身体失認 ············ 48, 56, 57, 58, 59, 60
身体障害者手帳 ······················ 126
身体パラフレニー ···················· 57, 60
振動刺激 ····································· 88

す

遂行機能 ············ 104, 111, 115, 121, 124
遂行機能障害 ··· 5, 12, 13, 14, 16, 18, 69, 72,
　104, 106, 111, 115
遂行機能障害質問表 ···················· 111
遂行機能障害症候群の行動評価 ··········· 111
数字抹消検査 ······························ 75
図形模写 ····················· 16, 67, 86
ストループ ··································· 75

せ

正常圧水頭症 ························· 5, 62
精神障害者保健福祉手帳 ············· 9, 126
前向性健忘 ································· 93
全失語 ······························· 31, 38
選択的注意 ·················· 72, 74, 75, 76, 80
前頭極 ······························· 18, 106
前頭前野 ······ 18, 47, 74, 106, 107, 108, 114
前頭葉症状 ······················ 104, 106, 107
前頭葉性パーソナリティー（人格）障害 ············ 110
全般性注意障害 ···················· 13, 72, 88

線分二等分試験 ……………………………… 86
せん妄 ……………………………………… 5, 6, 70
戦略拠点型脳血管性認知症 ……………… 138

そ

相貌失認 ……………………………… 55, 58, 60
挿話性脱制御症候群あるいは挿間性抑制欠如症候群
　…………………………………………………… 121
即時記憶 ……………………………………………… 92
側脳室 ………………………………… 135, 136, 139
ソマティックマーカー ……………………… 114

た

帯状回 ………………………………… 94, 109, 138
大脳皮質基底核変性症 ……………………… 4, 48
脱抑制 ……… 10, 12, 72, 110, 118, 121, 123,
　126, 154, 155

ち

知能 ……………………………… 62, 64, 66, 99
着衣失行 ………………………………… 44, 48, 50
注意・覚醒障害説 …………………………… 84
注意欠陥多動性障害 ………………………… 70
注意障害 …10, 12, 13, 14, 16, 60, 69, 72, 74,
　75, 77, 78, 82, 104, 113, 115
注意不均衡説 ………………………………… 83
中心溝 …………………………………… 35, 48, 137
中心前回下部 ………………… 18, 27, 35, 135, 137
中前頭回 …………………………………… 18, 36, 39
聴覚失認 ………………………………… 35, 55, 59
長期記憶 ………………………………………… 29, 92
超皮質性運動失語 ……………………… 24, 36, 37
超皮質性感覚失語 ………… 24, 36, 37, 146, 147
聴理解 ………………… 24, 34, 35, 37, 38, 40
陳述記憶 …………………………………………… 92

て

ディスレクシア ……………………………………… 70
底部前頭前野 ……………………… 18, 106, 114
手続き記憶 ……………………………………………… 92
転換的注意 ………………………………………… 72, 75
テンソル画像 ………………………………………… 139
伝導失語 …………………… 24, 33, 34, 42, 142

展望記憶 ………………………………………………… 92

と

当意即答 ……………………………………… 119, 124
統覚型視覚失認 …………………………………… 54,
道具の強迫的使用 ……………………………… 109
動作性 IQ ……………………………………………… 64
等速打叩検査 ……………………………………… 16, 76
頭頂間溝 ……………………………… 18, 57, 136
トークンテスト ………………………………………… 31
時計描画検査 ……………………………………… 68
トラクトグラフィー ……………………………… 136
トレイル　メイキング　テスト ………………… 75

な

内側前頭前野 ……………………………………… 106

に

認知症 …… 2, 5, 9, 12, 62, 63, 65, 67, 68, 69,
　70, 93, 138

の

脳幹網様体 ………………………………………… 74
脳梗塞
　……… 4, 5, 34, 35, 133, 138, 140, 142, 143
脳性麻痺 ……………………………………………… 5
脳梁 ………………… 38, 95, 138, 139, 141, 154
脳梁膨大部 ……………………………………… 38, 151

は

把握反射 ……………………………… 15, 109, 113, 156
配分的注意 ……………………………………… 72, 74, 77
長谷川式簡易知能評価スケール改訂版
　………………………………………… 16, 66, 69, 92
発語失行 ……………………………………………… 27
発達障害 ………………………………………… 62, 65, 70
バビンスキー，ババンスキー ………………… 56, 58
パペッツの回路 ………………………………… 94, 95
半側空間無視 …12, 13, 14, 16, 18, 39, 72, 75,
　82, 83, 84, 85, 86, 88, 90, 151, 152
パントマイム失行 ……………………………… 48
半卵円部 ……………………………………………… 136

ひ

ビジランス …………………………………… 72
非陳述記憶 …………………………………… 92
びまん性軸索損傷 ……………………… 95, 139
標準高次視知覚検査 …………………… 17, 59
標準失語症検査 ………………………… 16, 31
標準注意検査法 ………………………… 16, 76
病態失認 ……………… 56, 57, 58, 59, 60, 90
非流暢 ………………………… 22, 24, 25, 35, 36

ふ

フィネアス・ゲイジ …………………………… 108
復唱 ……… 22, 29, 31, 33, 34, 35, 36, 37, 38,
　　 67, 76, 92
プリズム眼鏡 ………………………………… 89
ブローカ失語 …………………………… 24, 35
ブローカ領域失語 ……………………… 36, 146
ブロードマンの脳地図 ……………………… 20

へ

ペーシング障害 ………………………… 16, 77, 79
辺縁系 ……………… 6, 18, 74, 84, 95, 121
弁蓋部 ………………………… 133, 134, 135
変化盲 ………………………………………… 80
扁桃体 ……………………………… 94, 121, 137
ベントン視覚記銘検査 ………………… 49, 97

ほ

方向性注意障害 ………………………… 13, 72, 82
ポール・ブローカ …………………………… 42

ま

街並失認 ………………………………… 55, 58

み

道順障害 ………………………………… 55, 151
ミニメンタル ………………………………… 67
三宅式記銘力検査 …………………………… 97

も

盲視 …………………………………………… 90

モンロー孔 …………………………… 134, 135

よ

読み書きの二重回路説 …………………… 30

り

理解障害 …………………………… 24, 29, 41
理学療法士 …………………………………… 8
離断 ………………………………… 33, 47, 85
リバーミード行動記憶検査 ……………… 17, 99
リープマン …………………………………… 44
流暢 ………………… 22, 24, 33, 34, 36, 37

る

ルリア、ルリヤ …………………………… 10, 108

れ

レイ（・オスターリース）の複雑図形 ……… 17, 97
レビー小体型認知症 ……………………… 5, 62
レーブン色彩マトリックス検査 ………… 16, 68
連合型視覚失認 ……………………………… 54

わ

ワーキングメモリー ……………… 28, 29, 77, 92

英文索引

A
ADHD ……………………… 62, 110, 120
anosognosia ……………………………… 59
Anton 症候群 …………………………… 56
aphemia …………………………………… 27
apraxia of speech ……………………… 27

B
BADS (Behavioral Assessment of Dysexecutive Syndrome) ……………… 16, 111, 113
Benton 視覚記銘検査 ……………… 49, 97
BIT (Behavioral Inattention Test) …… 16, 86
Broca 失語
　………… 24, 27, 31, 35, 36, 38, 144, 145
Broca 野 … 18, 26, 28, 30, 33, 34, 36, 37, 38, 42, 47, 133, 134, 135, 136
Broca 領域失語 …………………… 36, 146

C
Carl Wernicke …………………………… 42
CAT (Clinical Assessment for Attention)
　………………………………………… 16, 76
cerebellar cognitive affective syndrome ; CCAS
　………………………………………… 121
Change blindness ……………………… 80
clumsiness ………………………………… 48

D
D-CAT ………………………………… 16, 75
DEX (The Dysexecutive Questionnaire) … 111
disconnection ………………………… 47, 84

E
episodic dyscontrol syndrome ……… 121
Exner 書字中枢 …………………… 36, 39

F
FAB (Frontal Assessment Battery)
　…………………………………… 16, 112, 113
FIQ ………………………………………… 64

G
Gerstmann 症候群 ……………………… 57
Geschwind の領域 ……………………… 34

H
HDS-R ………………………………… 16, 66
Hugo Karl Liepmann …………………… 44

J
Joseph Babinski ………………………… 59

K
Kohs 立方体組み合わせ検査 …… 16, 49, 67
KWCST ………………………………… 112

L
LD ………………………………………… 70
Liepmann ………………………………… 44
Luria ……………………………… 10, 108

M
MMSE (Mini-Mental State Examination)
　………………………………………… 16, 67
Modified Stroop Test ………………… 75
Monro 孔 ……………………………… 135
Moon Illusion …………………………… 80

N
Nauta …………………………………… 94

P
Papez の回路 …………………………… 95
PASAT (Paced Auditory Serial Addition Task)
　…………………………………… 16, 76, 77
Paul Broca ……………………………… 42
PIQ ……………………………………… 64
PQRST 法 ……………………………… 101

R

Raven 色彩マトリックス検査：RCPM ……… 16, 68
RBMT（Rivermead 行動記憶検査）………… 17, 99
Rey-Osterrieth の複雑図形 …………………… 17, 97

S

SLF ……………………………………………… 85
SLTA（標準失語症検査）…………………… 16, 31
strategic infarct dementia …………………… 138
(Modified) Stroop Test …………………… 16, 113

T

Trail Making Test（TMT）…………………… 75

V

VIQ ……………………………………………… 64
VPTA …………………………………………… 17, 59
VSRAD ………………………………………… 137

W

WAB（Western Aphasia Battery）… 16, 31, 50
WAIS-R …………………… 16, 64, 68, 69, 112, 113
WAIS-Ⅲ ……………………………………… 16, 64
WCST（Wisconsin Card Sorting Test）
………………………………………… 16, 112
Wernicke 失語 … 24, 31, 34, 35, 56, 142, 143
Wernicke 野 … 18, 33, 34, 35, 37, 38, 42, 47,
  133, 134, 135, 136
Wernicke-Lichtheim（ウェルニッケ-リヒトハイム）
  の失語図式 ………………………………… 24
Wernicke 領域失語 ………………………… 35
WMS-R（Wechsler 記憶検査改訂版）……… 17, 98

●著者

和田　義明(わだ　よしあき)

財団法人日産厚生会玉川病院副院長・リハビリテーションセンター センター長／東京医科歯科大学臨床教授

1981年、東京医科歯科大学卒業。東京医科歯科大学神経内科外来医長、病棟医長、病棟掛主任を務め、米国ユタ大学神経内科留学などを経て現在に至る。

リハビリテーション専門医・臨床認定医、神経内科専門医・指導医、認知症専門医・指導医、総合内科専門医・内科指導医。

主な著作に『誰にでもわかる神経筋疾患119番』（金澤一郎監修／日本プランニングセンター／2007）、『神経・筋疾患のとらえかた　眼で見るベッドサイドの病態生理』（水澤英洋編／文光堂／2001）などがある。

本書のイラストを担当した柴本礼氏の夫（『日々コウジ中』の主人公）の回復期・維持期リハビリの主治医。

●イラストレーター（カバー・本文）

柴本　礼(しばもと　れい)

慶應義塾大学文学部英文科卒業。イラストレーターとして、企業カレンダー、雑誌イラスト、ポスターなどを手がける。2004年9月、夫がくも膜下出血で倒れ、高次脳機能障害者に。夫をリハビリ・社会復帰させた後、2010年8月、高次脳機能障害者である夫との生活を描いた『日々コウジ中』を主婦の友社より出版。高次脳機能障害を当事者家族の目線でわかりやすく描いたコミックとして話題になる。2011年11月には同社より『続・日々コウジ中』を出版。高次脳機能障害者と家族の会会員、世田谷高次脳機能障害連絡協議会会員、日本脳外傷友の会賛助会員。

装丁　古屋真樹(志岐デザイン事務所)

リハビリスタッフ・支援者のための
やさしくわかる高次脳機能障害

| 発行日　2012年　3月25日 | 第1版第1刷 |

著　者　和田　義明

発行者　斉藤　和邦
発行所　株式会社　秀和システム
　　　　〒107-0062　東京都港区南青山1-26-1 寿光ビル5F
　　　　Tel 03-3470-4947（販売）
　　　　Fax 03-3405-7538
印刷所　日経印刷株式会社
©2012 Yoshiaki Wada　　　　　　　　Printed in Japan
ISBN978-4-7980-3289-4 C3047

定価はカバーに表示してあります。
乱丁本・落丁本はお取りかえいたします。
本書に関するご質問については、ご質問の内容と住所、氏名、電話番号を明記のうえ、当社編集部宛FAXまたは書面にてお送りください。お電話によるご質問は受け付けておりませんのであらかじめご了承ください。